我家也有過動兒

營養師教你過動小孩的 飲食調理 與 溝通教養

營養師
許育禎 Ivy 著

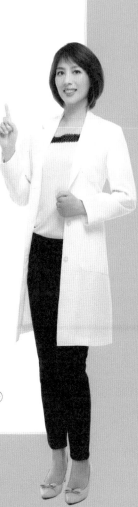

不簡單的過動兒日常飲食與生活

台灣健康營養教育推廣協會理事長

林雅恩 營養師

　　為人父母本來就不簡單，沒有一個人天生就知道該如何帶孩子，面對過動兒更是壓力重重，似乎永遠都有學不完的課題，尤其在每天如何好好吃飯這件事上面，相信過動兒和家長們一定都經歷過不同程度的挫折、徬徨和疑惑。從考量是否需要醫療的第一步開始，很多家長可能就反覆掙扎，抱持「或許只是過渡期、長大就會好」、「孩子本來就會動來動去、忘東忘西」等等的心態，就算鼓起勇氣帶著孩子求醫問藥，每日和孩子一起要處理的大大小小瑣事，對家庭內的親子互動及學校社會上的社交關係仍是很大的挑戰。

　　飲食和過動的關係，一直以來廣為醫界鑽研探究，舉凡挑食偏食、體重過輕或過重、便秘、食慾不振等，都是過動兒在飲食上常見的困擾。更有研究指出因為飲食引起的過敏、發炎等反應，會加重過動兒的症狀。因此透過營養及飲食來協助症狀的控制照護，同時支持過動兒健康成

長，便成了家長們重要的課題。如何從日常飲食打好營養基礎、過動孩子可能會缺乏哪些重要營養素、哪些食物容易造成發炎過敏或增長過動症狀、孩子適不適合營養保健食品，或如何挑選好的食材食品等，這些家長們迫切需要解答的營養議題，都可以在本書找到。

　　本書深入淺出，用大眾也容易懂的語言，透過科學文獻探討，來說明飲食、營養與過動三者錯綜複雜的關係，綜合醫學知識、營養論點及實作食譜的重點，道出陪伴過動兒的家長們最應該知道的健康飲食方法。正如同醫藥之父希波克拉底所言：「食物就是良藥，如此一來，最好的藥效就是每日飲食」（Let your food be your medicine, and your medicine be your food.）。雖然目前醫學界並沒有特別針對過動兒設計的飲食，也沒有任何醫學研究指出哪一種飲食型態可以有效的預防或治療兒童過動，但配合營養師的評估諮詢，達到均衡多樣化的健康飲食方式，必須是整個成長計畫和治療過動的一部分。善用本書和孩子一步步利用改善飲食得到身體與心理正向回應的過程，達到親子間自我察覺、認同及肯定，並透過嘗試多元均衡的食物選擇，順勢引導孩子健康正向的生活，就是支持家中過動兒最好的飲食方式。

目錄

推薦序　不簡單的過動兒日常飲食與生活　　林雅恩　002

前言　　　　　　　　　　　　　　　　　　　　　　　007

淺談注意力不足過動症：ADHD（Attention Deficit Hyperactivity Disorder）

1-1　過動症的三大症狀：
注意力不集中、過動、衝動　016

1-2　父母的反應：該不該吃藥？　021

1-3　過動症不治療的可能後果　024

原來過動症與過敏、飲食習慣有關！

2-1　過動症與過敏息息相關　028

2-2　飲食會誘發過動症？　030

2-3　過動兒的飲食狀況　035

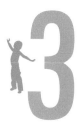

過動症飲食調理
五大原則

3-1　過動症飲食調理的首要目標：

　　　均衡飲食　　　　　　　　　　038

3-2　五大原則之一：補充不足　　　044

3-3　五大原則之二：降低發炎　　　064

3-4　五大原則之三：平穩血糖　　　082

3-5　五大原則之四：減少誘發　　　090

3-6　五大原則之五：改善過敏　　　097

孩童挑食、食慾不振的
解決方法與健康料理示範

4-1　孩童挑食的解決方案　　　　　106

4-2　三餐簡易料理示範　　　　　　126

4-3　健康零食的挑選與點心製備　　136

4-4　食慾不振時的飲食建議　　　　147

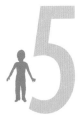

過動症常見
相關保健食品

5-1　保健食品的介入：

該給孩子食用保健食品嗎？　152

5-2　我的孩子需要吃哪些保健食品？　153

5-3　保健食品該如何挑選？　163

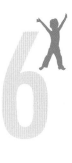

正向思考，
陪孩子一起成長

6-1　該用什麼態度面對孩子的狀況？　168

6-2　父母該如何協助過動兒？　172

6-3　過動兒做什麼都不成器？

你大錯特錯了！　179

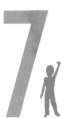

感謝上蒼交付我的使命：
營養師媽媽的育兒之路

187

前言

嗨～各位家有過動孩子的爸媽，請先別崩潰，我和您一樣，家裡也有個過動小孩喔！你們所經歷的每件事、所走過的每步路，我都遭遇過，尤其在孩子狀況最不好的時候，連我自己也曾陷入低潮、甚至求助過身心科醫生，這一路走來十分艱辛、十分難熬，但是在我放開心胸坦然面對之後，孩子的狀況逐漸改善，現在的他已很少讓我崩潰了！因此，想藉由這本書來和家長們說說話、分享至今的心路歷程，以及我透過專業知識輔助所鑽研出的「飲食調理」方式，希望能為家有過動兒的家庭帶來些許幫助。「知識」與「勇氣」是對抗疾病的兩大要件，期待您看完這本書之後，能夠獲得一些知識，並增加一點勇氣，讓我們一起陪伴孩子開心成長！

首先，來說說我兒子的故事：

我兒子是我的第一個孩子，也是我方家族裡面第一個出生的孫字輩，因此相當受到寵愛。他從小活潑可愛、完全不怕生，長得人模人樣非常得人疼，從他 6～7 個月開始會爬、1 歲 2 個月開始會走之後，每天的例行公事就是把家裡翻箱倒櫃一番；縱使他一刻也靜不下來，活像孫悟空大鬧天庭般，長輩們還是十分開心，得意地說這樣的孩子以後會很聰明，阿公阿嬤完全就是處在一個「這是我孫我驕傲」的狀態！

但是隨著他越來越大、妹妹接著出生後，我始終覺得他的某些行為不太對勁，舉例來說，扣鈕釦這件事，比他小2歲的妹妹可以很快速地完成，但兒子總要弄上半天；表達能力方面也不太理想，明明只是一件簡單的事情，他卻無法完整的說明，時常詞不達意，妹妹常常被誇獎伶牙俐齒，兒子則是憨慢講話（阿嬤說這叫憨厚）；情緒方面又經常失控，或許上一秒還好好的，下一秒就翻臉不認人，搞得我筋疲力盡。這一切狀況其實我都看在眼裡，心裡逐漸開始起了疙瘩。

　　兒子打從會講話開始，口齒一直不太清晰，大人們往往聽不懂他在說什麼，於是在他3歲時，我帶他到大醫院做語言治療，治療前先進行了各項的職能評估，他以60分勉強達標。某一次的日常回診，治療師與我分享他的狀況，突然間問了我一句話：媽媽，孩子有過動症嗎？我訝異地問道：我不清楚耶，沒有去評估過，請問他像是嗎？她回答：看起來有點跡象，不過可以等大一點再看看。平淡的一句話激起了我心裡的漣漪，也印證了我的直覺沒錯，這孩子肯定有些狀況，我便將這件事情牢牢地記在心上。

　　直到兒子上了小學一年級，果然大大小小狀況不斷，最嚴重的是「忘東忘西」、「掉東掉西」，讓我印象最深

刻的是，每天打開他的鉛筆盒都會發現驚喜，因為裡面的內容物總是和前一天長得不一樣，尤其是橡皮擦，一個禮拜大概會掉個 2～3 次，或者誤將同學的帶回來；水壺也是經常被遺忘的物品，一個學期不知道要更換幾個！總之，這些日常用品、文具我都必須時常添購，記得我還曾經對兒子說：這些費用我先記在牆壁上，等你長大賺錢後一定要還給我！

在課業方面，想當然爾沒少讓媽媽失望過（哭），國字沒幾個寫得正確，不是這裡少一撇、就是那裡多一劃，數學也是學得零零落落，每天回家翻開他的作業簿，總是會讓我倒吸好幾口氣，更別說寫功課的態度超級散漫，沒幾行字、沒幾題的習作，總得寫上好幾個小時，寫一個字玩一下、寫一段句子休息一下，或者一聽到有任何吸引他的聲響，整個魂就直接飄走……那時候的我完全無法理解，媽媽我小時候可是個超級乖寶寶耶！讀書、寫作業從來不需要大人煩惱，怎麼我兒子跟我一點都不像呢？

終於，在他二年級上學期時，我帶他去看了醫生，在門診一評估就確診過動症，當時醫生開了「利他能」（主要是穩定情緒及改善專注力）讓他服用，起先我們按時讓他吃藥，哇塞！專注力真的改善很多！不過，後遺症很快隨之來報到了，他開始食慾不好、整天下來吃得很少，這

時候疼孫的阿嬤開口了：別吃藥了啦！都不吃東西怎麼行？孩子的爸也說話了：小孩好好的根本不需要吃藥，什麼過動症？根本沒這回事！好吧⋯⋯我妥協了，看看他的情況好像沒有糟糕到一定得服藥，於是我們自行停藥，也沒有再繼續回診。

　　過沒多久後，我家裡接二連三地發生一些重大變故，包含我的父親突然罹癌，此時家人們都把重心放在照顧爸爸身上，而我白天要上班、假日要和媽媽輪流去醫院守護爸爸，真的無暇照料兩個孩子，只能做到提供溫飽、接送上下學、簽聯絡簿等最基本的例行公事。這段時間我常接到兒子班導的 Line 訊息，不是告知我孩子和同學發生衝突，就是催繳作業，或是勸導必須多加強課業等事宜，我疲憊的身心實在無法負荷了，因此，在他升上四年級時，我幫他找了安親班安排他去「好好寫功課」，順便讓自己有個喘息的空間。

　　沒想到，四年級上學期才開學沒多久，事情就發生了⋯⋯

　　看似平常的某日，剛從安親班下課的兒子沒來由地突然大抓狂：哭鬧、發脾氣、摔東西、對我大聲咆哮，甚至把自己鎖在房間裡不出來，本以為可能那天在學校遇到不

順遂的事情，解決了就好，誰知道接下來的「每一天」，相同的狀況持續上演，以至於全家人每晚都無法好好休息睡覺，詢問孩子原因他卻完全不說，我根本無從得知發生了什麼事，詢問班導、安親班老師，一樣沒能得到明確答案，而且情況似乎越來越嚴重……

此時，我發覺問題已經不是我所能掌控的了，必須要帶他就醫，於是馬上拎著他往醫院跑，這次我選擇了私人診所，因為久聞「吳佑佑」醫生的大名，所以二話不說先衝了再說！第一次見到吳醫生本人，覺得她問診很仔細，我和她詳談了許多孩子的狀況，醫生當下就開了藥，包含專注力以及情緒控制用藥，但其實中間還歷經多次反覆的調整，約莫過了半年以上，才找到適合兒子的藥物與劑量。

這次我非常堅持讓孩子服藥，因為我知道他正在求助，而藥物可以幫助他減輕困擾，同時，我也開始研究這個莫名其妙的疾病：注意力不足過動症──ADHD（Attention Deficit Hyperactivity Disorder）。在了解疾病的前因後果及來龍去脈之後，我心想，飲食上若是可以調整和補強，或許對於孩子的病況會有所幫助，於是，我展開了一連串的研究，並落實在兒子身上，經過了兩年的時間，我終於看到成果了：現在的他是個非常開朗、溫暖的

大男孩，並且深受班上同學及老師的喜愛。如果你問我到底是藥物發揮了作用？還是飲食調理讓他改善了？又或者是大量運動幫助了他？我的回答是：我認為是各種方式加乘的結果！現在不只他很快樂，身為母親的我也很快樂，那個從小就備受疼愛的小可愛回來了，他，真的回來了！

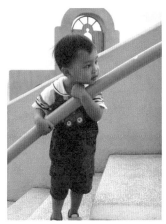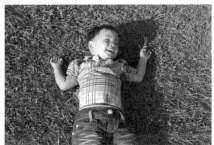

兒子小時候長相清秀可愛，相當得人疼。

1

淺談注意力不足過動症：ADHD（Attention Deficit Hyperactivity Disorder）

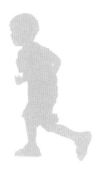

這一章節先來和各位聊聊過動兒會有哪些症狀？

在臨床上過動症區分為三大類型：

1. 注意力不集中型（ADD；Attention Deficit Disorder）：
   會有上課無法專心、健忘、學習障礙等問題。

2. 過動／衝動型（ODD；Oppositional Defiant Disorder）：
   會出現對立、反抗、不服從，或蓄意干擾／激怒他人之
   行為。

3. 混合型（ADHD；Attention Deficit Hyperactivity Disorder）：
   混合有 ADD 與 ODD 的特質。

　　混合型之過動症（ADHD）會出現的症狀可歸類出
三大表徵：1. 注意力不集中、2. 過動、3. 衝動，除此之外
還可能伴隨其他問題，像是：閱讀障礙、口語表達和溝通
障礙、組織能力不佳、記憶力差、睡眠障礙、情緒障礙等
問題，狀況非常多元。我兒子是屬於混合型的病症，以下
就舉幾個兒子曾經發生的例子來做分享。

注意力不集中

　　這一點應該令許多爸媽感到非常頭痛，不管是在家裡或是在學校上課，孩子都經常糊里糊塗的，像是少根筋般要一直不斷叮嚀，實在讓人擔心。我的孩子低年級時曾出現以下情況：

1. 上課不專心、分神：兒子在小學一、二年級的時候，我常常發現他的鉛筆盒或課本被他畫得亂七八糟，曾有一次忍不住問他：你上課都在畫畫喔？到底有沒有認真聽老師說話呢？他也很誠實的說：沒有啊！我上課都在神遊。媽媽我倒吸三口氣，心想：你還真老實，難怪課業會跟不上！

2. 經常性地忽略小細節：在課業上、生活中經常「凸槌」，尤其是在考試、寫作業時經常粗心，可能漏掉一整大題沒寫，或是只寫數學算式而沒填上最後的答案，國語考試時只寫國字忘了寫注音，甚至考卷上連大名都沒填也是家常便飯，這一點我家兒子可是發揮得淋漓盡致呢！粗心大意、粗枝大葉、迷迷糊糊都是大家對他的深刻印象。

3. 對於別人講的話充耳不聞：簡單來說就是同一件事情要

講個幾百次，典型的左耳進右耳出；別說催寫作業，就連洗澡、吃飯、睡覺都要重複地一直喊、一直喊，推、拖、拉根本是常態，相信各位爸媽應該都很有感！

4. 掉東掉西、丟三落四：兒子在五年級以前經常是這種狀態，什麼東西都可以遺漏，三不五時就要幫他補充遺失的鉛筆、筆芯、橡皮擦、水壺等各項文具以及生活用品，直到現在還是有這個「症頭」，但比起以前要好上許多了。

5. 很容易分心與健忘：交代過的事情總是會遺忘或是沒做好，換言之就是生活自理能力很差，很多事情我總是要千交代萬叮嚀，然而最後他往往還是「忘記了」！（這是媽媽的崩潰日常無誤）

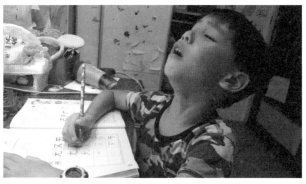

兒子小時候寫作業時常常不專心，一寫就要好幾個小時，令他感到相當痛苦！

過動

1. 坐不住：聽聞許多過動的低年級孩子在上課時會坐不住，甚至在課堂上直接站起來走動，就算是坐下來了身體仍好像長蟲一樣扭來扭去，朋友的孩子在幼兒園時期還誇張到躺著上課！這點我兒子倒是不錯，沒這個狀況，媽媽我感到萬幸！

2. 體力好像永遠用不完：兒子從小就活潑好動，常常爬上爬下、跑來跑去，沒一刻閒得住，就像剛買回來的勁量電池一樣，電力 100%，媽媽我看了都覺得好累，但是他「一點都不會累～你已經跳了三天三夜」，超級符合這句歌詞的意境，這是他年幼時候的狀況，好在目前的精力幾乎都使用在運動場上。

3. 無法持續完成一件事情：這種狀況在我兒子幼兒園、低年級時經常發生，不管是寫作業、吃飯、玩靜態遊戲時，只要受到一點干擾就會分心，或是直接跑走，留下錯愕的我在原地抓狂！

4. 愛講話、控制不住音量：在孩子小的時候我時常到學校當志工或是晨間媽媽，每每還沒走到教室就聽到兒子的聲音，他永遠是班上講話最大聲、最愛說話的那個孩

子，我實在受不了如此恐怖的「魔音穿腦」，雖然時常勸導他說話小聲點，或者少說點話，但是始終沒用……他控制不了。

衝動

1. 愛插話：兒子習慣在對談中不等別人把話講完就搶著說話，我往往必須耐著性子跟他說：能不能讓別人說完再輪到你發言？但這其實是許多過動兒的症狀之一，他們並不是故意的。

2. 沒耐心：在玩需要輪流的遊戲或者排隊時常常無法等待，兒子的確很沒耐心，想要做的事情若是無法馬上做到，請他稍候片刻會讓他感到很痛苦，並顯露出不耐煩的表情、外加不斷碎念，直到現在還是無法避免這個狀況。

3. 干擾別人：兒子很愛逗弄妹妹，比如妹妹專注在寫功課時，他就偏要去打擾一下，或者妹妹在玩玩具他也要去「破壞」一下，常常搞得妹妹氣急敗壞，還好在學校似乎比較沒有這個問題，他的人緣一向很不錯，到任何環境都能很快與大家打成一片；「在外面不會欺負同學」，這一點倒是讓我很放心。

4. 控制不了自己的情緒：這是我積極帶他就醫的原因，其實我是一個對孩子課業成績要求不太嚴格的媽媽，但 EQ 不好這就不行了，我發現兒子有時候無法克制自己的情緒，脾氣一上來就會大聲罵人，甚至還會摔東西，這個現象在他很小的時候就出現了，狀況時好時壞，直到小學四年級時最為嚴重，那時的他經常與家人發生衝突，好人緣的他開始會與同學吵架、鬧不和，好在經過積極妥善的治療後，目前已經好轉許多。

以上這些都是過動兒可能出現的症狀，如果家長忽略了，或者認為孩子只是調皮而沒有就醫，往後有可能引發更嚴重的問題。如果您的孩子有上述狀況，建議您帶著孩子去醫院做一下診斷，如果確定有過動症，及早介入處理也比較理想！

1-2 父母的反應：該不該吃藥？

當孩子被診斷出過動症時，我想大多數的父母思考的問題可能是——到底要不要讓孩子吃藥？真的有嚴重到需要吃藥嗎？藥物會不會有什麼副作用？藥物真的能夠改善孩子的狀況嗎？許多許多的問號會馬上浮現出來，這第一個關卡，我非常能體會，因為我也是這樣走過一遭的！

以過來人的經驗分享一下，目前治療過動症藥物常見的副作用包含：食慾不振、腸胃不適、睡眠障礙、抽搐等現象。我想，家長們應該針對孩子的疾病症狀與醫生討論是否有必要吃藥？吃的是哪種藥？藥物劑量多少？在服藥後要仔細觀察小孩的生理變化，如果出現嚴重的副作用或者是治療效果不佳，都可以與醫生商討過後再改變用藥、調整劑量，通常開立的藥物不太可能一次到位，一般都是採取「階梯式」的方式慢慢增加劑量，會讓孩子先經過一段時間的適應後才會再往上增加，如果小孩對某種藥物產生嚴重副作用時，也可以馬上與醫生反應並更換，所以家長們請不用太過擔心。

接下來和各位聊聊我們家兩極化的「用藥派」與「不用藥派」！

在兒子二年級上學期確診為過動症時，我與先生在理念上有著相當大的落差，因為先生與夫家相當反對用藥，不過在經過一番討論之後，我們仍讓孩子嘗試吃藥一段時間，雖然過動症狀的確有了改善，但確實出現了食慾不佳的問題，此時家人們再度出現反對聲浪，這次換我投降，於是在沒有告知醫生的情況下自行停藥，也沒有再回診過了。

後來的兩年期間，由於全家人的重心大多放在我生病的父親身上而忽略了孩子，所以當兒子升上四年級時發生了嚴重的情緒失控問題，這個時候終於再也沒人反對，我堅持讓藥物來幫助孩子，當然，一樣有副作用出現，像是失眠、頭痛、抽搐，以及效果不佳等，然而我依然不放棄，不斷的與醫生討論，經過好幾次的藥物與劑量調整，直到他四年級下學期時才終於穩定下來，不需要再換藥了。

　　看到這裡，您應該認為我必定是贊成使用藥物派的對吧？其實身為父母，應該都不希望看見孩子天天吃藥，我也不例外，不過因為我深入了解這個疾病，知道如果不妥善治療，可能會出現更嚴重的影響與後果，而這些情況是我無法承擔的，再加上當時孩子的狀況真的很不理想，所以即便出現了副作用，在兩相權衡之下，我仍然準時帶著孩子去看診、拿藥。至於到底要不要給藥，最終決定權在各位父母身上，建議您可以先從了解疾病下手，並與醫生詳細討論後再決定也不遲！除了給予藥物治療之外，孩子的行為控制、人際技巧、心理關懷等必須同時並進，不是吃了藥就能解決一切，家庭、學校、社會教育也扮演著相當重要的角色！

這個問題非常重要，每個父母都應該要知道，在醫學上「注意力不足過動症」已經被認定是一種疾病了，在我的觀念裡，既然是疾病就應該看醫生，經由醫生的診斷再來思考如何治療，或是用什麼方式幫助孩子。

過動症是一種好發於兒童早期的「神經發展性疾病」，很多孩子在幼兒園或是小學低年級就會出現症狀，它不僅影響兒童的學習能力，還會衍生出相當多的日常生活問題，雖然有 1／3 的孩童會在青春期後恢復正常，不過卻有 2／3 的人會延續到長大成人，轉而變為「成人過動症」，影響到未來的求學、就業、人際關係與身心健康。

ADHD 的發生原因有眾多說法，包含：先天性遺傳、後天的腦部傷害、大腦前額葉的發育比一般孩童來得慢，以及腦部的神經傳導物——多巴胺、正腎上腺素分泌異常等。在近期的研究發現，過動症是一種慢性的發炎性疾病，並且與免疫失調有很大的關連性，以上種種因素都可能是引發注意力不足過動症的原因。

在一些人的想法裡可能會認為，哪有過動症這種疾病？只是小孩比較調皮、不聽話而已，長大就會好了。的確，有些幸運的孩童在青春期過後就會自然好轉，但如果沒那麼幸運、又沒好好面對和處理會如何呢？其實在這些孩子的成長過程中，首當其衝面臨到的就是課業表現和人際關係，再來還會造成自卑心理，隨著孩子越來越大，有許多孩童可能無法適應家庭與學校的管教而發生行為偏差、被退學的比例也偏高、嚴重一點還可能產生反社會人格。此外，患者容易有物質成癮的狀況，例如：3C 成癮、電玩成癮，長大後可能有菸癮、酒癮、沉迷賭博、女色，或是吸毒等問題，爸媽們真的必須小心處理、多多關心孩子。

若您的孩子確診為過動症，身為父母的我們首先必須接納孩子的不完美，了解到很多事情不是他們故意不做，而是他們沒有能力做到。面對這樣的孩子，父母親的態度很重要，我覺得不需要刻意隱瞞或者覺得丟臉，反而需要有更多的耐心與愛心，同時爸媽本身要有很強的「意志力」，千萬不能先被情緒影響，才有辦法陪伴孩子走下去，我以過來人的身分給大家一些建議：大人們一定要先穩住陣腳，然後堅定信念——只要好好面對、好好處理，

必定能改善。在心中種下「堅定」的種子，終有一天它會
開花結果！

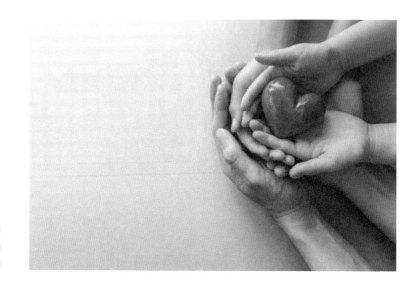

2

原來過動症與
過敏、飲食習慣有關！

　　誘發過動症的原因有相當多種說法，除了上一個章節提到的先天性遺傳、後天性腦傷、腦神經傳導物質分泌異常、腦前額葉發育較一般孩童來得晚之外，最新研究發現：慢性發炎、免疫失調、腸道菌相失衡也是重要的關鍵因素。

最新研究發現：ADHD 是一種慢性發炎、免疫失調性疾病

　　台灣氣喘衛教學會榮譽理事長徐世達在 2017 年發表的〈過敏性鼻炎及其併發症處置新觀念〉一文中提到，由台灣健保資料分析 22 萬 6550 名小於 18 歲的病人，發現「注意力不足過動症」與「過敏性鼻炎」最有關；如果過敏性鼻炎患者再合併有異位性皮膚炎、氣喘，相關性就更高了，也就是說過敏症狀與過動症之間其實是有很大關聯性的。

　　這個關聯性在我的兒子身上也被印證了，他小時候皮膚狀況很糟糕，時常出現不明紅疹，經醫生診斷有異位性皮膚炎和濕疹體質，好在長大後已經很少再復發；但是，

他的過敏性鼻炎狀況算是滿嚴重的，三不五時就得跑醫院看醫生、拿藥，晚上時常因為鼻塞而無法入睡，或者入睡之後使用嘴巴呼吸，也就是俗稱的「口呼吸」，因此連帶影響到齒顎的發育。目前小學六年級的他，雖然鼻炎狀況比起小的時候改善許多了，但是偶爾還是會發作，一發作起來又是幾個晚上無法好好入睡。

人體如果長期發生過敏現象，體內的免疫系統很容易失調，進而產生大量的發炎物質，這些發炎物質是人體不需要的垃圾，一旦堆積過多不清除就會引發疾病，而長期處於過敏狀態的孩童，發炎物質會通過血腦障壁進入腦部，進一步影響腦前額葉的功能，讓孩童的認知功能與學習能力變差。的確有很多研究發現，過動兒體內的發炎因子比一般孩子來得高。

此外，最新的研究發現腸道的微生物菌群與過動症有關，其實腸道微生物是主宰著人體免疫調節與大腦功能的關鍵因子。人體的腸道與大腦之間存在一條隱形的軸線，稱為「腸腦軸」，腸道中的菌群可透過這條軸線來遠端控制大腦的思想行為與情緒表現。

講白話一點，如果腸道的壞菌過多，人們的思想會變得比較負面、行為表現容易產生偏差，比如說：愛抱怨、

容易生氣、憂鬱、較有可能做出不正確的判斷，同時會影響專注力。反之，如果好菌較多，我們的行為思考會變得正向、積極、開朗，也有助於改善過動的諸多症狀。

因此，目前在過動症的治療上面，除了給予改善專注力、控制情緒的醫療用藥之外，醫療界不斷朝著減輕過敏、降低發炎，以及改善腸道菌相這三大方向著手，藉以緩和各種過動現象。

2-2 飲食會誘發過動症？

「吃東西」會引發過動症？越來越多的研究在探討食物與過動症之間的關聯性，尤其是食品加工過程中會使用到的眾多添加物常常被點名，其中又以糖、人工色素、防腐劑被討論得最多。

首先先來談談「糖」這個令人又愛又恨的東西，在孩童的日常生活中實在很難避免吃到精緻糖，舉凡各式的飲料、果汁、糕點、糖果、餅乾、烘焙食品等，幾乎都含糖，糖到底會不會誘發過動症呢？其實目前的研究眾說紛紜，始終沒有一個定論，「Suger High」這個理論是否為真？似乎也有兩派說法，有些研究認為「糖」與過動症之間並沒有直接關係，但是在瓊斯、提姆、博格等人的研究

裡發現，某些食用蔗糖的小孩，體內的腎上腺素會大量分泌、增加十倍之高，因而造成孩童無法專注，並產生易怒、焦慮等現象。（Journal of Pediatrics, Vol. 1, 126 (2) Feb 1995, pp. 171-177）

接下來聊聊其他食品添加物，早在 1970 年代，美國有一位相當著名的兒科醫生——法因戈爾德（Benjamin Feingold），他在門診時發現有越來越多的孩子有學習障礙、注意力不集中、過動等現象，於是他花了多年時間研究飲食與過動症之間的關係，並在 1973 年的美國醫學協會年度會議公布研究成果。他指出化學添加劑、防腐劑、風味劑等人工合成物質會引發孩子的健康問題，他說：肌肉和神經系統對於添加劑尤其敏感，這些添加物如果影響到神經系統，孩子會表現出過於興奮、注意力渙散等現象，如果肌肉組織受到影響，結果就是大動作或是精細動作產生障礙。因此他建議人們應該遠離含有防腐劑、人工色素、人工風味劑，以及添加有阿斯巴甜與水楊酸的食物。

此外，在 2007 年 11 月的知名期刊《刺胳針》（Lancet）中，英國學者馬肯（McCann. D）教授的研究同樣指出，食品添加物會引起孩童的過動與注意力不集中現象，特別是人工色素黃色 4 號、5 號及紅色 6 號、40

號，還有苯甲酸鹽防腐劑。這篇文章發表至今仍然受到許多學者專家的重視與討論。

以上這些理論後來又被某些學者推翻，世界各地相關研究也非常多，但是結果不盡相同，「食品添加物」究竟會不會誘發過動症？有些研究說會、有些說不會，至今都還沒有一個明確的答案。但是不論結果如何，可以確定的是，食物的來源越天然、越接近食材的「原貌」、添加物越少，對身體的危害必然是越小的。

以我對我兒子的觀察來說，確實發現在他食用過多的餅乾、甜食、飲料，或是各種不健康零食之後，會讓他的情緒較為失控、難以管教、難以專注，而這些加工零食通常除了精緻糖之外，可能同時含有各種食品添加物，吃太多不僅容易引起身體的慢性發炎、營養失衡，還可能會造成肥胖、蛀牙等風險。

然而，台灣是美食王國，琳瑯滿目、五花八門的加工食品不斷推陳出新，許多廠商喜歡利用鮮豔的色彩、各式各樣的新穎口味吸引人們購買，尤其孩子們更是視覺與味覺型的動物，天生愛好甜味及偏重的口味，所以更是無法抗拒這些「不健康食物」的誘惑。

舉例來說，一般人印象中認為健康的市售果汁，為了

讓賣相更好、味道更佳，以及保存期限更長，部分廠商會額外再添加糖、人工色素、調味劑、穩定劑和防腐劑，所以人們往往在不知不覺中就喝進了許多的「添加物」；除此之外，這些果汁在加工過程中會流失許多營養素，通常還會把果渣濾掉，因此造成水果的纖維大幅流失，營養價值大打折扣。如果是自己現打、完全無添加的原味果汁呢？那就要看喝的量了，一杯 250c.c. 的柳丁汁大概需要用到 4 ～ 5 顆新鮮柳丁，如果喝完一整杯仍然是糖分爆表，因此我建議，直接吃新鮮水果會比喝果汁好上許多，除了「食用量」比較好控制之外，營養素也不易流失。

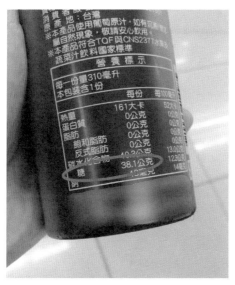

一瓶市售 310 毫升的葡萄果汁，含糖量就高達 38.1 公克，實在驚人！

還有我們塗抹在吐司上面的各種果醬也有相同的問題，為了色澤好看、風味更佳、有更長的保存時間，色素、糖、防腐劑都是常見的添加物，除非是自己在家製作、完全無添加的果醬那就另當別論。

我們逢年過節時用來送禮的「肉乾」是深受民眾歡迎的食品之一，但你有想過為何這些肉乾顏色如此鮮艷美麗、味道香甜可口、鮮嫩多汁嗎？想當然爾是因為加了糖、色素、香精、防腐劑等添加物的結果。

其實這些食品添加物只要在合理範圍內添加並不違法，一般人適量食用也不會對健康造成傷害，但是由於孩子們「有可能」會受到這些添加劑的影響而引發過動現象，所以需要父母更為嚴格的把關，不能無限制的吃！

綜上所述，孩童的飲食狀況似乎確實與注意力不集中、情緒管理息息相關。我想，這些不健康的飲食內容，到底是不是造成近幾年來過動症患者不斷攀升的一大原因，還須進一步研究了解，但是如果可以讓孩子盡量遠離這些不必要的添加物、多食用健康的原型食材，對身體健康絕對有益無害！

2-3　過動兒的飲食狀況

　　目前治療過動症的方式很多元化，除了服用藥物之外，還有行為管理、親職訓練、認知行為治療、感覺統合訓練等方式，很少人提到飲食這一部分，但是你知道嗎？經過調查發現，許多過動兒的飲食狀況相當不理想，十分挑食，往往正餐吃得很少、零食吃得很多，在長期飲食不均衡、營養素攝取不夠的情況下，不僅影響生長發育，也會影響到腦神經傳導物質（多巴胺、正腎上腺素）的分泌與製造，使得腦部系統無法正常運作，再加上孩子如果又愛亂吃零食、甜食、油炸物，讓身體常常處於發炎狀態，等於是讓情況雪上加霜！

　　我搜尋了許多文獻資料之後，把過動症的飲食調理方式整理成五大重點，除了以「均衡飲食」為主要原則之外，再額外加強這五大要領，包含：1. 補充不足、2. 降低發炎、3. 平穩血糖、4. 減少誘發、5. 改善過敏，藉此來改善過動兒童的營養狀況，在接下來的章節裡我會一一說明，請大家耐心讀到最後喔。

　　在此我要特別強調一下，目前過動症並無所謂的「食療」法，改變飲食不能治癒疾病，但是經由飲食的調整，

除了可以幫助孩子長得更好之外，也能減少發炎及過敏現象、增進腦神經系統的健康，對於過動孩童有許多的好處。但是您千萬別以為調整飲食或是補充保健食品就可以不用看醫生、不需要早療或是其他的協助，這是錯誤的觀念，「食物」無法治療任何疾病，只能當作輔助，所有的慢性病都必須建構在醫療、營養、運動、睡眠紓壓這四大面向，一起共同執行才能發揮最大效用！

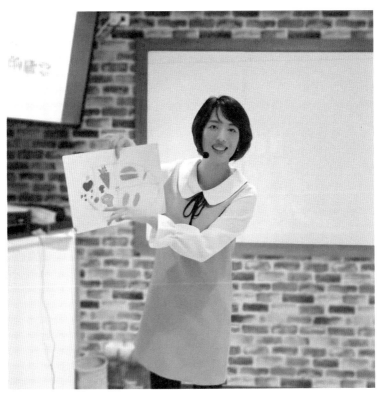

因為孩子的關係，這幾年來我致力於兒童營養教學。

3

過動症飲食調理
五大原則

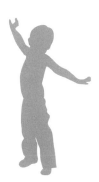

從第二章節裡，我們可以了解到引發過動症的原因不只一種，因此在飲食調理方面可以根據各種原因下手，一一破除可能誘發過動症的成因。我建議以均衡飲食為主軸，再融入以下這五大元素：補充不足、降低發炎、平穩血糖、減少誘發、改善過敏，共同來調理過動兒的日常膳食。

3-1　過動症飲食調理的首要目標：均衡飲食

許多人都知道飲食均衡的重要性，然而，統計發現許多過動兒有偏食、挑食的問題，所以在飲食調理上應該以「均衡」為最首要的目標，飲食均衡了，才有本錢談「健康」。

何謂均衡飲食？

均衡飲食人人都聽過，但是大多數民眾可能還是一知半解，在此我簡單做個說明。

所有的食材根據它的熱量、營養組成，以及對人體的作用不同，一共被區分為六大類，包含：全穀根莖類、豆魚蛋肉類、蔬菜類、水果類、油脂與堅果種子類、奶類，

日常飲食中這六大類食物都必須吃到，而且有的不能過多、有的不能過少，每一種類的食物都有食用量的參考準則，只要不偏離準則太多，基本上就不太會有營養缺失的問題了。

六大類食物的分類與主要生理功能簡介如下表，如果想要更進一步了解的朋友，可以至衛福部國民健康署官網查詢。

六大類食物基本功能介紹

食物分類	主要營養素	主要生理功能	食物來源
全穀根莖類	醣類、蛋白質	提供人體能量來源	**精緻澱粉**：白米飯、白麵條、白饅頭、白吐司、白麵包等 **非精緻澱粉**：糙米飯、五穀飯、雜糧麵包、全麥吐司、地瓜、芋頭、南瓜、玉米、紅豆、綠豆等

食物分類	主要營養素	主要生理功能	食物來源
豆魚蛋肉類	優良蛋白質、油脂	1. 建構身體組織、幫助生長發育 2. 修補受損細胞	黃豆及其加工品、黑豆、毛豆、魚、海鮮、雞蛋、雞肉、鴨肉、豬肉、牛肉、羊肉
蔬菜類	微量蛋白質、膳食纖維、維生素、礦物質、植化素	1. 促進腸胃蠕動、使排便順暢 2. 抗氧化、抗發炎 3. 提供飽足感 4. 降低血脂肪	各種深綠色、白色、黃色、紅色、紫黑色蔬菜
水果類	膳食纖維、維生素、礦物質、植化素	1. 促進腸胃蠕動、使排便順暢 2. 抗氧化、抗發炎	各種深綠色、白色、黃色、紅色、紫黑色水果
油脂與堅果種子類	油脂	1. 提供必須脂肪酸 2. 幫助脂溶性維生素的吸收 3. 合成脂肪以保護內臟 4. 參與荷爾蒙合成	各種動物油、植物油、黑白芝麻、腰果、開心果、核桃、杏仁、花生、南瓜子、松子

食物分類	主要營養素	主要生理功能	食物來源
奶類	優良蛋白質、油脂、醣類、鈣質	1. 幫助生長發育 2. 促進骨骼及牙齒健康	鮮奶、奶粉、優酪乳、優格、起司

　　每一大類的食物都有不同功能，人體缺一不可，至於各類食物該吃多少分量才叫做均衡飲食呢？為了讓民眾簡單好記、又能輕鬆達到均衡飲食的目的，國健署特地為國人設計了「我的餐盤」圖像，把六大類食物以餐盤圖案搭配文字口訣，讓民眾可以很清楚的知道每天的六大類食物該吃多少，才能達到健康飲食的生活型態！

「我的餐盤」六大口訣

1. **每天早晚一杯奶**：每天早晚各喝一杯 240 毫升的乳製品，一天共 480c.c.。

2. **每餐水果拳頭大**：每餐食用一顆拳頭大小分量的水果（以自己的拳頭大小為準）。

3. **菜比水果多一點**：每餐蔬菜要足夠，體積要比水果多一些，大概是「1 又 1 ／ 3 個拳頭」的量，並且深色蔬菜需達 1 ／ 3 以上（包括深綠和黃橙紅色）。

4. **飯跟蔬菜一樣多**：每餐的全穀根莖類分量與蔬菜差不多，而且每天至少應有 1 ／ 3 為未精製的全穀類來源。未精緻的全穀根莖食材不僅纖維含量較高、維生素與礦物質等營養成分也較精緻澱粉豐富許多，對過動兒很有益處。

5. **豆魚蛋肉一掌心**：每餐的豆魚蛋肉類食物要吃到 1 掌心（以自己的手掌心大小和厚度為準），選擇食物的優先順序為豆類 > 魚類與海鮮 > 蛋類 > 禽肉、畜肉，且應盡量避免加工肉品。

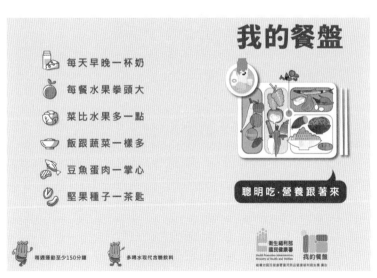

圖片來源：衛生福利部國民健康署

6. **堅果種子一茶匙**：每餐食用一茶匙、等於每天共一湯匙的堅果種子類，藉以補充好的脂肪酸來源。

　　除了圖像和文字之外，國健署還錄製了影音檔，藉由生動活潑的詞曲與畫面，可以更加強國人對於六大口訣的印象，提供連結給大家參考，家長們可以帶著孩子一起觀賞喔！

1.「我的餐盤」口訣歌及影片

2. 六大類食物分類影音連結

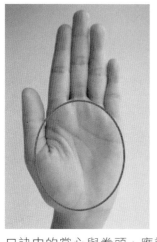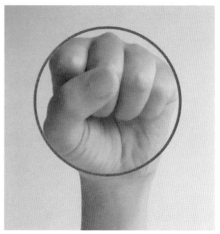

口訣中的掌心與拳頭，應該以「自己的」手掌心和拳頭大小為準，因為每個人的體型大小都不一樣，所需要的營養素與熱量也不相同。

3-2　五大原則之一：補充不足

　　過動症的發生原因之一是由於腦部的兩種神經傳導物質：多巴胺（Dopamine）、正腎上腺素（Norepinephrine）的含量不足或接受器異常，進而導致人們出現許多行為和專注力缺失，先帶大家來了解一下這兩種神經傳導物的作用，就會明白為何過動小孩會有這麼多狀況了。

多巴胺（Dopamine）的功能

　　多巴胺是大腦中的一種神經傳導物質，主要傳遞的是「快樂愉悅」的訊息，舉例來說在運動和享受美食的同時

就會刺激多巴胺的分泌，讓人產生幸福美好的感受。

多巴胺還具有「獎勵－回饋」的功能，說白話一些就是「鼓勵」人們持續地去做讓你開心的事情。比如說，許多孩子很喜歡打電玩，可能是因為電動裡面的聲光音效、刺激感讓小朋友產生愉悅的感覺，那麼當他一想到「打電動」時多巴胺就會開始分泌，接著大腦就會引導孩子去做這件事，當孩子一打開電腦、開始玩遊戲時，多巴胺的分泌會更加旺盛，使得小孩感到相當興奮和愉快，久而久之，就容易造成電玩成癮現象。

當然，除了打電動之外，還有許多行為或物品會使人成癮，正面的部分例如：運動、繪畫、跳舞、烹調、美術設計，以及任何可以「獲得成就感」的行為，但是負面的也很多，例如：賭博、酗酒、抽菸、吸毒、性愛等，只要是能夠讓人們感覺到興奮快樂的事物，就有可能刺激多巴胺的分泌，進而「越做越愉快、越做越起勁」而導致成癮問題！

除此之外，多巴胺在大腦中還參與了多項生理、心理功能，包含：提升專注力、記憶力、提升學習動能、提升活力、情緒調節、正面思考等。過動兒由於腦部的多巴胺含量不足，因此往往缺乏了學習動力，並且無法專注，較

容易有負面思想和物質成癮的現象，因此在孩子的成長過程中，父母親不僅要從旁督促學習各項事務，更要留意他們的情緒表現與行為舉止。

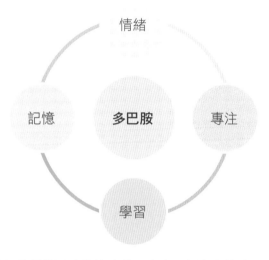

多巴胺影響了人們許多的日常生活行為與情緒表現

正腎上腺素（Norepinephrine）的功能

正腎上腺素又稱為去甲腎上腺素，主要儲存在人體大腦中，當你睡著時它在你大腦中的濃度很低，當你醒來時它會開始上升，告訴你，壓力來了、該上課了、要考試了，趕快醒醒，「集中注意力吧」！由此可知，正腎上腺素掌管了人體的專注力、反應與覺察能力，是一種應付壓

力的荷爾蒙。過動兒因為正腎上腺素分泌不足，因而出現無法專心、專注力渙散等現象。

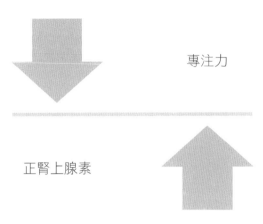

正腎上腺素分泌正常才能夠有良好的專注力

（想對這兩種腦神經傳導物質的作用有更進一步了解的朋友，推薦大家可以搜尋「馬大元醫生」的 Youtube 頻道，他說明得很詳細完整喔！）

其實，人體是可以自行合成多巴胺與正腎上腺素的，但是需要在營養充足的狀態下才有辦法執行。根據一項研究發現，有將近一半的過動孩童有營養不良的問題，他們的飲食狀態多為高糖食物和油炸物，而一些健康的蔬果、肉類、雞蛋、乳製品則是吃得不夠，導致體內眾多的營養素不足，研究發現這些孩童體內的維生素 B 群、維生素 D、鎂、鋅、鐵、Omega-3 脂肪酸的濃度均低於一般孩

子，如果可以改善飲食狀態，藉以提升營養，不僅可以促進腦神經傳導物的正常製造，對於生長發育也有很大的幫助。

重點營養素的補強

以均衡飲食為目標、熱量充足的情況下，還要特別再留意以下營養素的攝取是否足夠，因為這些營養素與腦經傳導物的合成、維持正常腦部運作有很重要的關聯性。

 蛋白質（酪胺酸）

蛋白質進入人體內後會被分解成小分子的胺基酸，其中，「酪胺酸」是合成多巴胺和正腎上腺素的重要原料來源，所以飲食中除了熱量要充足之外、蛋白質也不能缺乏，而且最好「三餐都吃到蛋白質」，盡可能的把優良蛋白質食物平均分配到三餐之中。高品質的蛋白質來源有：各式肉類、魚類、海鮮、黃豆製品、雞蛋，以及乳製品。均衡飲食的口訣中提到：每一餐要食用「自己手掌心大小」的豆魚蛋肉類，外加早、晚各一杯 240c.c. 的乳製品才能攝取到足量的優質蛋白。如果是吃素的家庭，建議應該讓小朋友食用蛋奶素，否則容易造成營養攝取不足，而影響孩子的生長發育和腦部的正常運作。

鋅

研究發現在部分過動兒的血漿、血清、頭髮，及尿液中的鋅離子濃度偏低，鋅離子對於維持正常神經功能相當重要，人體的蛋白質合成、傷口修復、提升免疫、孩童的生長發育都需要鋅，鋅離子參與了人體內 300 多種的化學合成反應，並可調節多巴胺的轉運蛋白。如果您家小孩生長發育較為緩慢、容易疲勞、掉髮、胃口不佳、傷口不易癒合或經常生病，很有可能是缺乏鋅，可以藉由食物來補充。

鋅含量豐富的食物有：紅肉、牡蠣、堅果、牛奶、雞蛋等。植物性食物雖然含鋅，卻也富含植酸，植酸會與鋅結合，形成不溶性化合物而降低了鋅的生物利用率，所以如果要補鋅，建議以「動物性來源」較佳。

以下附上各種營養素的「每日建議攝取量」與「上限攝取量」。依照各個年齡層、性別的不同，衛福部制定了不同營養素每日的建議攝取數值，以及上限攝取數值，如果要額外補充的話，以不要超過每日上限攝取量為宜。

鋅每日建議攝取量與上限攝取量

年齡	每日建議攝取量（毫克 mg）		每日上限攝取量（毫克 mg）
1～3 歲	5		9
4～6 歲	5		11
7～9 歲	8		15
10～12 歲	10		22
13～15 歲	男 15	女 12	29
16～18 歲	男 15	女 12	35
19～30 歲	男 15	女 12	35
31～50 歲	男 15	女 12	35
51～70 歲	男 15	女 12	35
71 歲以上	男 15	女 12	35

資料來源：「國人膳食營養素參考攝取量」（Dietary Reference Intakes，DRIs）第八版

富含鋅的食物前二十名排行榜
（每 100 公克可食用部分鋅含量）

食物	鋅含量（毫克 mg）	食物	鋅含量（毫克 mg）
生蠔	15.5	豬肝	5.2
小麥胚芽	14.9	乾木耳	4.9
牡蠣	10.6	糙薏仁	4.7
紅蟳	10.3	豬前腿外腱肉	4.5
調味南瓜子	9.4	脫脂奶粉	4.0
牛板腱	7.4	青仁黑豆	3.6
白芝麻（熟）	7.3	蛋黃	3.6
乾香菇	6.7	紅豆	3.1
腰果（生）	5.9	黃豆	2.7
干貝（乾）	5.3	即食燕麥片	2.5

資料來源：衛生福利部國民健康署食品營養成分資料庫（新版）

 鎂

相關研究在過動兒體內監測到較低的鎂含量，鎂離子參與人體內 300 多種的化學反應，並且和多巴胺的合成有關，此外還可以幫助肌肉放鬆、緩和焦慮及緊張的情緒，晚上失眠也可以補充鎂離子來幫助入睡。如果您的孩子容易焦慮、容易緊張，或有睡眠障礙，可適量補充鎂離子。富含鎂的食物來源有：全穀根莖類、堅果類、香蕉、深綠色蔬菜、紫菜、豆製品、鮭魚等。

🔍 鎂每日建議攝取量與上限攝取量

年齡	每日建議攝取量（毫克 mg）		每日上限攝取量（毫克 mg）
1～3 歲	80		145
4～6 歲	120		230
7～9 歲	170		275
10～12 歲	男 230	女 230	580
13～15 歲	男 350	女 320	700
16～18 歲	男 390	女 330	700
19～30 歲	男 380	女 320	700
31～50 歲	男 380	女 320	700
51～70 歲	男 360	女 310	700
71 歲以上	男 350	女 300	700

資料來源：「國人膳食營養素參考攝取量」（Dietary Reference Intakes，DRIs）第八版

六大類食物中鎂離子含量豐富的食材
（每 100 公克可食用部分鎂含量）

食物種類	鎂含量（毫克 mg）	
全穀根莖類	蕎麥	181
	燕麥	108
	糙梗米	107
水果類	香蕉	24
蔬菜類	紫菜	363
	紅莧菜	85
	菠菜	62
堅果種子類	調味南瓜子	633
	原味腰果	290
	杏仁片（生）	294
豆魚蛋肉類	傳統豆腐	33
	紅肉鮭魚	34
奶類	全脂鮮乳	10

資料來源：衛生福利部國民健康署食品營養成分資料庫（新版）

🥣 綜合維生素 B 群

許多的維生素 B，像是：維生素 B1、維生素 B2、維生素 B6、葉酸、維生素 B12 等，都參與了多巴胺以及正腎上腺素的合成，這些維生素 B 群存在於全穀雜糧類、乳製品、堅果種子、肉類、蔬果等，幾乎含括了所有種類食物，所以均衡飲食相當重要，如果零食吃太多、正餐吃太少的情況下很容易造成維生素 B 群的缺乏，進而影響多巴胺和正腎上腺素的合成與分泌。

研究指出 B 群的補充，同時給予多種、綜合的維生素 B 群比起單一種來得有效，日常生活中要攝取多元化的食材來滿足各種營養素的需求，如果是挑食情況較為嚴重的小孩，可考慮直接補充綜合維生素 B 群營養品。

維生素 B6

這裡特別要提到維生素 B6，許多研究顯示「維生素 B6 和鎂同時補充」有助於多巴胺、正腎上腺素的合成，能緩和注意力不集中和衝動現象。另外，對於合併有妥瑞症的患者，補充 B6 有助於穩定神經系統、改善痙攣和震顫現象。維生素 B6 的主要來源有：魚類、肉類、蛋黃、香蕉、黃豆製品、堅果、深色蔬菜。

維生素 B6 每日建議攝取量與上限攝取量

年齡	每日建議攝取量（毫克 mg）		每日上限攝取量（毫克 mg）
1～3 歲	0.5		30
4～6 歲	0.6		40
7～9 歲	0.8		40
10～12 歲	1.3		60
13～15 歲	男 1.4	女 1.3	60
16～18 歲	男 1.5	女 1.3	80
19～30 歲	男 1.5	女 1.5	80
31～50 歲	男 1.5	女 1.5	80
51～70 歲	男 1.6	女 1.6	80
71 歲以上	男 1.6	女 1.6	80

資料來源：「國人膳食營養素參考攝取量」（Dietary Reference Intakes，DRIs）第八版

常見富含維生素 B6 的食物來源
（每 100 公克可食用部分維生素 B6 含量）

食物	維生素 B6 含量（毫克 mg）
原味葵瓜子（去殼）	1.5
紅肉鮭魚	0.78
鮪魚生魚片	0.63
雞胸肉（土雞）	0.63
香蕉	0.44
南瓜	0.29
花椰菜	0.21
木瓜	0.09
綠蘆筍	0.09

資料來源：衛生福利部國民健康署食品營養成分資料庫（新版）

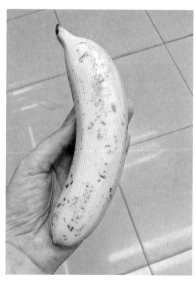

香蕉是同時擁有較高維生素 B6
和鎂離子的水果

維生素 D

　　有相當多的研究發現過動兒體內的維生素 D 濃度低於一般孩童，有些人體實驗發現給予維生素 D 的補充之後可改善過動兒的專注力、對立與衝動。維生素 D 是近幾年來相當火紅的營養素之一，發現它有抗發炎、免疫調節、幫助鈣質吸收，以及預防癌症等諸多功效。但是台灣人有嚴重缺乏的現象，尤其在疫情肆虐的這幾年裡，曝曬太陽的機會減少了，相對導致維他命 D 的來源大大降低。

維生素 D 可從食物與曝曬陽光兩種方式獲得。

　　維生素 D 含量豐富的食物有：乾香菇、蘑菇、黑木耳、蛋黃、牛奶、鮭魚、鮪魚、秋刀魚等。但是要注意，維生素 D 屬於脂溶性維生素，必須要有脂肪存在才能吸收，所以食用香菇、木耳等植物性食材時一定要加入油脂烹調。

　　曬太陽：在正午 11 點到下午 3 點之間，讓臉部、手臂、腿部或背部曝曬 10 ～ 15 分鐘太陽，每週 2 次即可。

維生素 D 每日建議攝取量與上限攝取量

年齡	每日建議攝取量 （微克 μg）	每日上限攝取量 （微克 μg）
1 ～ 3 歲	10	50
4 ～ 6 歲	10	50
7 ～ 9 歲	10	50
10 ～ 12 歲	10	50
13 ～ 15 歲	10	50
16 ～ 18 歲	10	50
19 ～ 30 歲	10	50
31 ～ 50 歲	10	50
51 ～ 70 歲	15	50
71 歲以上	15	50

資料來源：「國人膳食營養素參考攝取量」（Dietary Reference
　　　　　Intakes，DRIs）第八版

單位換算：1 微克（μg）＝ 40 IU 維生素 D

註：台灣食品成分資料庫目前尚無台灣食物維生素 D 的分析資料

鐵

鐵是合成多巴胺的輔酶，缺鐵會影響多巴胺的合成，改變多巴胺受體的密度和活性，研究發現許多過動兒有血鐵蛋白低下現象，缺鐵較嚴重的孩子易導致注意力不集中、學習認知障礙、社交情緒障礙，以及各種過動症狀也會較為嚴重。

此外，鐵質是合成血紅素的主要元素，如果缺乏，會造成缺鐵性貧血，症狀有：皮膚蒼白、疲倦、虛弱、頭暈、心跳加速、呼吸急促等，如果不確定孩子是否缺鐵，建議至醫院抽血檢查。

如果要補充鐵質，可多攝取以下含鐵量豐富的食物：紅肉（豬、牛、羊）、動物肝臟、蛋黃、紅莧菜、紅鳳菜、紅豆、黃豆、貝類海鮮、堅果等。

鐵每日建議攝取量與上限攝取量

年齡	每日建議攝取量（毫克 mg）		每日上限攝取量（毫克 mg）
1～3 歲	10		30
4～6 歲	10		30
7～9 歲	10		30
10～12 歲	15		30
13～15 歲	15		40
16～18 歲	15		40
19～30 歲	男 10	女 15	40
31～50 歲	男 10	女 15	40
51～70 歲	10		40
71 歲以上	10		40

資料來源：「國人膳食營養素參考攝取量」（Dietary Reference Intakes，DRIs）第八版

各種富含鐵質的食物來源
（每 100 公克可食用部分鐵含量，單位：毫克 mg）

	全穀雜糧類		蔬菜類		堅果類	
植物性來源	紅豆	7.1	紅毛苔	62	黑芝麻（生）	22.3
	花豆	7	紅莧菜	8.5	紅土花生（熟）	18
	小麥胚芽	6	紅鳳菜	6.0	調味南瓜子	0.5
	肉類		豆類		海鮮類	
動物性來源	鵝肝	44.6	黃豆	6.5	西施舌	25.7
	鴨血	15.6	黑豆	6.2	九孔螺	11.4
	豬肝	10.2			文蛤	8.2

資料來源：衛生福利部國民健康署食品營養成分資料庫（新版）

這樣吃幫助鐵質吸收

1. 動物性食物鐵質來源吸收率較高，約有 25%，而植物來源的鐵質吸收率並不高，只有 7.5%，但可以藉由補充維他命 C 來促進鐵質吸收，例如：吃完一盤莧菜後馬上吃一顆維他命 C 豐富的芭樂或是奇異果，就可以提升鐵的吸收率。

2. 少喝茶飲：茶葉當中的「單寧酸」會與食物中的鐵結合，降低鐵的吸收率，同時茶類也含有咖啡因，因此建議少讓孩子飲用綠茶、紅茶等飲品，若是要喝的話，盡量在用餐一小時之後。

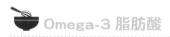 ## Omega-3 脂肪酸

　　Omega-3 脂肪酸的補充已經被廣泛利用在諸多腦部及精神疾病當中,包含:憂鬱症、阿茲海默症,以及過動症和自閉症等。在許多的研究當中發現過動症孩童體內的 Omega-3 濃度明顯較一般孩童低,缺乏者會表現出皮膚乾燥、脫屑、濕疹和眼睛乾澀等症狀。有許多大型研究證實了 Omega-3 脂肪酸對於正常的神經傳遞功能至關重要,給予 Omega-3 脂肪酸的補充改善了注意力不集中與認知能力,並減少犯錯的機率。其實這跟 Omega-3 當中兩種重要成分:DHA(Docosahexaenoic Acid)和 EPA(Eicosapentaenoic acid)有很大的關係;DHA 可以幫助維持正常神經傳導、促進腦部發育,EPA 則是具有抗發炎功效,這兩種營養素對於過動症的幫助已經有相當多文獻的佐證。

EPA 與 DHA 的直接來源

　　「植物性油脂」:亞麻仁油、紫蘇籽油雖然含有豐富 Omega-3 脂肪酸,食用進入人體後可以自行轉換合成 EPA 與 DHA,但是轉換率並不高(大約只有 5% 而已),而「動物性」Omega-3 的來源,例如:深海魚或是魚油膠囊則是可以直接補充到 EPA 和 DHA,無須經過轉換,是比較實惠、且效用較佳的方式。

深海魚包含：鯖魚、鮭魚、鰻魚、秋刀魚、竹筴魚等都含有很豐富的 EPA 和 DHA，但是在購買前最好先確認有無通過「重金屬殘留」檢測再買，以免把重金屬給吃下肚了。

🔍 各種魚類每 100 公克可食部位 EPA 和 DHA 含量

魚種	EPA（毫克 mg）	DHA（毫克 mg）
鯖魚	2851	4503
秋刀魚	1407	2548
白帶魚	449	1051
紅肉鮭魚	183	687
日本竹筴魚	208	338
鮪魚肚	35	105

資料來源：衛生福利部國民健康署食品營養成分資料庫（新版）

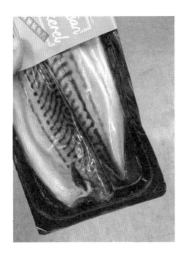

鯖魚的 EPA 和 DHA 含量相當豐富，價格又便宜，但是醃製過的鯖魚很鹹，可購買無醃漬或是薄鹽鯖魚回來烹調。

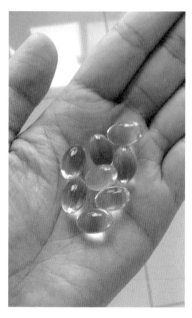

食用魚油保健食品是可以直接獲得 EPA 和 DHA 的方式。

3-3　五大原則之二：降低發炎

中國醫藥大學兒童青少年精神科醫師張倍禎在一項研究中發現，患有過動症的孩童相較於健康的孩子，體內有更高的發炎指數。前面章節曾談到，身體如果有過多的發炎因子，會經由血腦障壁進入腦部，進而影響孩童的認知能力與學習能力，所以在平日的飲食當中要盡量遠離致發炎食物，並多補充抗發炎食材。

哪些食物容易導致身體發炎、應該減少食用呢？

 精製糖和精緻澱粉

　　食用過多含有冰糖、白砂糖、黃砂糖、紅糖、黑糖、高果糖糖漿的食物都會導致身體發炎，例如：各式的含糖飲料、餅乾、巧克力、糕點、甜甜圈、糖果、冰淇淋等。

　　世界衛生組織（WHO）建議，精緻糖熱量不可超過每日總熱量攝取的 10%，舉例來說：7～9 歲學齡期男孩每日熱量攝取建議為 1800～2000 卡，那麼由精緻糖產生的熱量就必須控制在 180～200 卡左右，而每公克糖可產生 4 卡熱量，換算下來每天只可食用 45～50 公克的糖，愛吃甜食的小孩很容易不小心就超標了，家長們要特別留意。

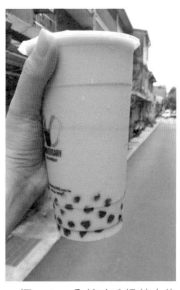

一杯 700c.c. 全糖珍珠奶茶大約含有 62 公克的精緻糖，一杯就爆表，如果真的要喝，可以選擇最小杯裝，並且把甜度改成半糖或微糖，就可以減去不少糖分。

另外，一些過度精緻的澱粉，像是白米飯、白饅頭、白吐司、白麵條，不僅纖維含量非常低，也少了許多的維生素與礦物質，還容易造成發炎反應，建議可以利用非精緻的五穀飯、蕎麥麵、雜糧麵包、全麥吐司來替換。

 油炸物

孩子愛吃的炸雞、薯條、鹽酥雞、可樂餅、地瓜球等，這些經過油炸的食物吃太多會導致發炎反應。外面的攤販、夜市、速食店販售的油炸物，大多是以「大豆沙拉油」或「棕櫚油」來當作油炸用油。大豆沙拉油含有高量的 Omega-6 脂肪酸，這種脂肪酸若是食用過量會導致身體發炎。而棕櫚油則是含有高度的飽和脂肪酸，有「植物

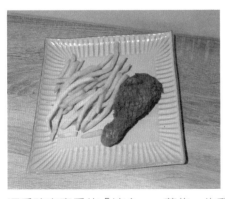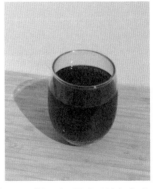

深受孩童喜愛的「速食」，薯條、炸雞、可樂，都是容易造成發炎的食物，建議少吃。

界的豬油」之稱，食用過多容易引發肥胖和心血管疾病，因此油炸物還是少碰為妙。

 高溫且長時間加熱，以及加工過的肉類

油脂、蛋白質含量豐富的肉類，經過「高溫」且「長時間」的烹調之後會產生大量的「糖化終產物」（AGEs；advanced glycation end products），體內的糖化終產物越多，越容易造成身體發炎、引發慢性疾病。所以不僅食物的選擇很重要，烹調方式也非常重要。

香腸、火腿、臘肉、培根、牛肉乾、豬肉乾、肉鬆等

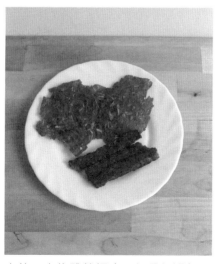

肉乾、肉條雖然好吃，但是經過加工過程會產生許多的糖化終產物。

加工食品，以及燒烤、油炸肉類，通常都是經過「高溫」且「長時間」的加熱製作而成，很容易造成糖化終產物的生成，應盡量減少食用頻率以避免身體發炎。

減少糖化終產物（AGEs）的小祕訣

1. 通常「乾煎或油炸」會比帶有水分的加熱方式產生更多的 AGEs，建議可以多加利用清蒸、滷、煮湯等方式來烹調食物。

2. 縮短烹調時間與溫度：肉類用炒或用煎的會比油炸來得好，將肉塊切小塊一點則可縮短烹調時間。

3. 利用醋、檸檬汁先醃過肉類再烹調，可減少 AGEs 的產生。

4. 多食用含有豐富維他命 C、抗氧化物的蔬果可抑制 AGEs 的形成。

🍜 含有反式脂肪酸的食物

反式脂肪是一種很不好的油脂來源，食用過多不僅會增加心血管疾病的風險，還會導致全身性的發炎。我們可以從食品包裝上來看，若標示有：人造牛油、人造奶油、植物牛油、起酥油、植物起酥油、植物酥油、氫化菜油、

氫化棕櫚油、代可可脂等成分，代表含有較高的反式脂肪酸。常見含有反式脂肪酸的食物有：波蘿麵包、牛角麵包、蛋糕、夾心餅乾、老婆餅、巧克力、洋芋片、爆米花、奶精、酥皮濃湯、蛋塔等，尤其在烘焙食品中很普遍。

另外，我們一般炒菜用的植物油如果經過高溫油炸，也會產生少量反式脂肪酸，所以建議大家盡量採用「低溫烹調」的方式。

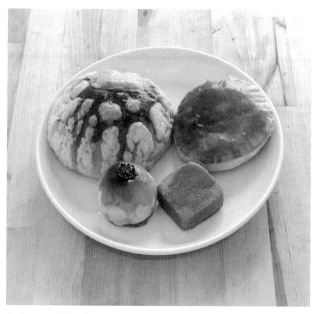

麵包、酥餅、糕點通常含有不少的反式脂肪酸。

香菸

香菸當中的尼古丁是造成發炎的一大元凶，雖然孩童接觸香菸的機率不大，但是如果您是成人過動症，就得留意，遠離香菸有助於改善病情。

什麼食物可以幫助抗發炎、應該多多食用呢？

各式蔬果

蔬菜、水果大致區分為五種顏色：綠色、白色、紫黑色、黃色、紅色，不同顏色的蔬果都含有豐富的維生素、礦物質，以及不同種類的植化素，例如：維生素 A、維生素 C、維生素 D、維生素 E、硒、β- 胡蘿蔔素、花青素、茄紅素、葉黃素、白藜蘆醇等，這些營養素都具備良好的抗氧化、抗發炎效用，建議各種顏色蔬果要輪替著吃才能補充到全方位的營養素。

營養師教你過動小孩的飲食調理與溝通教養

各種不同顏色蔬果的營養與來源

蔬果顏色	常見植化素	對人體的幫助	食物來源
綠色蔬果	葉綠素、多酚類、吲哚	抗氧化、抗發炎、預防癌症	各式深綠色蔬菜、奇異果、芭樂、青葡萄、檸檬等
黃色蔬果	β-胡蘿蔔素、葉黃素、玉米黃素	抗氧化、抗發炎、預防癌症及動脈硬化、維護眼睛健康	紅蘿蔔、黃甜椒、木瓜、芒果、鳳梨、柳丁、橘子、柿子、哈密瓜、楊桃等
紅色蔬果	茄紅素	抗氧化、抗發炎、預防癌症及攝護腺肥大、動脈硬化等疾病	番茄、紅甜椒、甜菜根、紅鳳菜、紅色火龍果、櫻桃、草莓、蘋果、紅西瓜等
紫黑色蔬果	花青素、白藜蘆醇	抗氧化、抗發炎、改善黑暗中視力、舒緩眼睛疲勞	茄子、紫洋蔥、紫甘藍、香菇、海帶、黑木耳、葡萄、藍莓、李子等
白色蔬果	硫化素、槲皮素	抗氧化、抗發炎、抗菌抗病毒、提升免疫力、預防心血管疾病	白洋蔥、白蘿蔔、蔥白、蒜頭、高麗菜、大白菜、冬瓜、苦瓜、白色菇類、香蕉、梨子、香瓜等

3
過動症飲食調理五大原則

每日五蔬果

　　建議每天食用三份蔬菜、兩份水果，一份蔬菜約為「煮熟蔬菜」半碗滿的分量、一份水果則為 8 分滿碗，足量的蔬果有助於清除體內的廢棄物（自由基和發炎物質），還能幫助排便，好處多多，但請切記一點，「水果不能取代蔬菜」，因為水果的糖分高，食用過量會吃進太多糖，反而會對身體造成負擔喔！

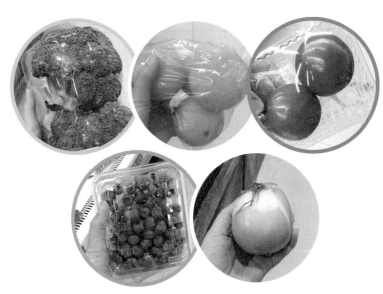

五種顏色的蔬果各自有不同的營養成分，應該輪替著食用，每種顏色都要吃到。

把握三大原則，保留更多蔬果營養！

　　蔬菜和水果當中的一些水溶性維生素和抗氧化劑很容易被氧化，或是在沖洗的時候流失，但只要把握以下三大原則就可以留住更多營養喔！

三大原則・保留更多蔬果營養

1. 要食用時再切：很多人習慣先把蔬果切好，等到要煮或要吃的時候比較方便省時，但是像維生素 C 這類的抗氧化物，很怕光、怕空氣、又怕熱，難以留住，所以最好在要吃的時候再切，避免營養流失。

2. 先洗再切：烹煮蔬菜前先洗淨再進行「切」的動作，如果是先切再洗的話，水溶性的維生素 C、維生素 B 群容易在切口處隨著水流被沖走，造成營養素大大損失！

3. 去皮不要去太厚：蔬果的營養素越靠近外皮的部分越多，所以需要削皮的蔬菜和水果，盡量不要切除過厚的表皮。

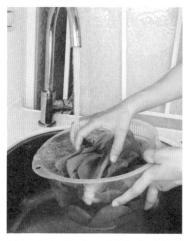
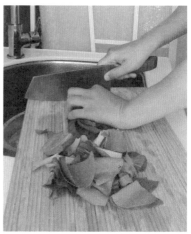

蔬果要先洗再切，避免水溶性的維生素 C 及維生素 B 群流失

 好的油脂

烹調用油是我們日常生活中攝取油脂的一大來源，好的油脂可以幫助身體抗發炎，相對的，某些油脂食用過多不僅對身體沒有好處，還有可能引起發炎反應喔！

以葷、素來區分的話，油脂粗分為動物油與植物油，動物油顧名思義就是動物身上的脂肪或提煉出來的油脂，動物油具有較多的「飽和脂肪酸」，雖然這類油脂穩定不易氧化，很適合拿來油炸食物，但是食用太多容易增加血膽固醇，所以除了新鮮的肉類之外，我其實不太建議用牛油、豬油、雞油等動物油脂來烹調或拌飯。

植物油則是具有較高的「不飽和脂肪酸」，依照結構的不同又分為「單元不飽和脂肪酸」與「多元不飽和脂肪酸」，以下就來介紹一下大家常常聽到的 Omega-3、Omega-6、Omega-9 這三種脂肪酸的功能。

　　Omega-6、Omega-3：都屬於多元不飽和脂肪酸，可提供人體不能自行合成的「必須脂肪酸」，兩者都是人體不可或缺的油脂來源。

　　Omega-3：含有必須脂肪酸 —— α- 次亞麻油酸（ALA；α-Linolenic acid），它在人體內可自行轉換合成 EPA（Eicosapentaenoic acid）與 DHA（Docosahexaenoic Acid），EPA 具有很好的抗發炎效用，可預防許多慢行疾病的發生，DHA 則是對於腦部神經健康、視力發展很有幫助。

　　Omega-6：含有必須脂肪酸——亞麻油酸（Linoleic acid，LA），雖然是人體不可缺乏的脂肪，但是食用過量容易造成發炎反應。

　　Omega-9：屬於單元不飽和脂肪酸，一般指的是「油酸」，穩定度高不易氧化、有助於維持心血管的健康，是一種相當優質的脂肪。

依照美國心臟協會的建議，Omega-3 與 Omega-6 攝取的理想比例應該為 1：1～1：2，但是由於國人飲食逐漸西化，以及吃得過於油膩，因而導致 Omega-6 脂肪酸的攝取過量，而 Omega-3 脂肪酸則是嚴重缺乏，造成身體的慢性發炎。

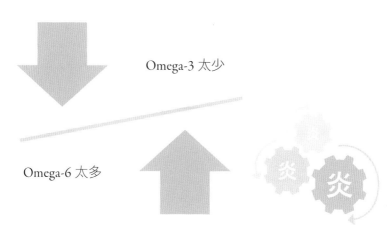

Omega-3 與 Omega-6 油脂長期攝取不平衡，很容易導致慢性發炎

	Omega-3 多元不飽和脂肪酸	Omega-6 多元不飽和脂肪酸	Omega-9 單元不飽和脂肪酸	飽和脂肪酸
油脂來源	深海魚類、亞麻仁油、紫蘇籽油、堅果種子、魚油保健食品	大豆油、玉米油、葡萄籽油、葵花油	橄欖油、苦茶油、酪梨油、新鮮酪梨	豬油、奶油、雞油、鵝油、棕櫚油、椰子油
對健康的可能影響	提供人體必須脂肪酸、抗發炎、預防血栓	提供人體必須脂肪酸，食用過多易造成發炎	抗發炎、保護心血管健康	食用過多容易造成血膽固醇上升、增加心血管疾病風險

選對烹調用油有助於抗發炎：通常在外販售的小吃店家多是利用大豆沙拉油、葵花油等 Omega-6 脂肪酸含量高的油脂來烹調食物，所以經常外食者可能會吃進過多的 Omega-6，應該要多攝取 Omega-3 來預防發炎，但是富含 Omega-3 脂肪酸的油脂發煙點太低通常無法用來烹調，所以如果有機會在家做菜，我會建議大家多多選用苦茶油、

酪梨油或橄欖油，因為這三種植物油含有豐富的 Omega-9 脂肪酸，不僅可以降低身體發炎的機會，對於心血管的保養也很好。

發煙點較高的苦茶油和酪梨油可用來煎、煮、炒、炸，適合各種烹調方式。橄欖油的發煙點稍低一些，適合炒菜、拌沙拉、抹吐司、淋在湯品上，可以生飲，但是到底能不能拿來油炸食物呢？其實只要火候控制得宜、不是長時間的「久炸」，橄欖油還是可以用來油炸的。

不過，提醒一下，雖然 Omega-9 含量高的油脂較其他植物油來得穩定不易氧化酸敗，但是經過長時間且高溫

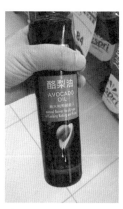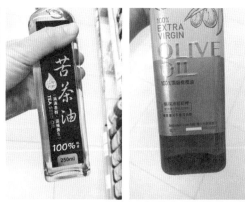

酪梨油、苦茶油、橄欖油都含有豐富的 Omega-9 脂肪酸，屬於相當穩定的油脂。「冷壓初榨」油品當中的維生素 A、β- 胡蘿蔔素、維生素 E，還有苦茶油中的茶多酚、橄欖油中的橄欖多酚等營養素，都具有良好的抗氧化功效。

的烹煮，還是會造成微量反式脂肪酸以及自由基的產生，所以同時也要兼顧低溫烹調的原則。

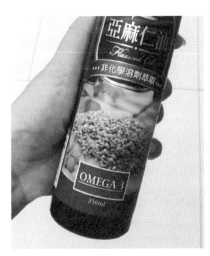

亞麻仁油雖然富含 Omega-3 脂肪酸，不過發煙點低不適合拿來煮菜，可以用來涼拌食物與生飲，以平衡 Omega-3 與 Omega-6 的比例，作為身體保養之用。

各種油脂的發煙點與適合的烹調方式

油脂種類	發煙點	適合的烹調方式
冷壓初榨酪梨油	205℃	煎、煮、炒、炸
冷壓初榨苦茶油	225℃	煎、煮、炒、炸
冷壓初榨橄欖油	190℃	煎、煮、炒（不建議久炸）
亞麻仁油	107℃	涼拌、生飲

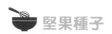 **堅果種子**

　　各種堅果類食物不僅富含 Omega-3 脂肪酸，也有豐富的維生素 B 群、維生素 E、礦物質鎂、鋅、鈣等，營養價值很高，一天可以讓孩子食用 1 ～ 2 湯匙的量。堅果種子類包含：黑白芝麻、腰果、開心果、核桃、花生、杏仁、南瓜子、葵瓜子等，家長們可以在超商購買綜合堅果，但是記住一點，請選擇「原味無添加者」，如果經過調味，等於又讓孩子吞進許多不必要的添加物了！

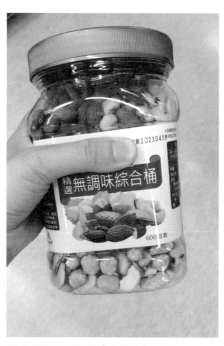

綜合堅果要購買「無調味」者。

深海魚

深海魚擁有豐富的 Omega-3 脂肪酸，尤其是 EPA 和 DHA 這兩種重要成分不需要經過人體轉換合成，直接就可以獲得，因此建議可以讓孩子多吃深海魚，像是：鯖魚、秋刀魚、鮭魚、沙丁魚、竹筴魚都是不錯的選擇。

 魚油保健食品

愛吃零食、蔬果吃得不夠，或者生活作息不正常都很容易讓身體處在「慢性發炎」的狀態，尤其過動兒體內的發炎因子較一般孩童來得高，當這些身體裡的「垃圾」越堆越多就會讓各種過動症狀更加明顯，因此「抗發炎」對於 ADHD 的孩童相當重要。魚油對人體的好處已經獲得世界各國的證實，其中的 EPA 具有強大的抗發炎功效，DHA 對於腦部的發育、認知功能也很有幫助。如果孩子不愛吃魚，或者有明顯的過敏或過動現象，平時可以利用魚油保健食品來做保養。

維持血糖的平穩對孩童的專注力、衝動控制相當有幫助。因為當人體吃進大量含「糖」食物，或是精緻澱粉時，血糖會快速上升，促使胰島素分泌來降低血糖，一旦血糖低於平均值時，會讓孩子顯得疲累，同時，體內的腎上腺素會被釋放出來以維持血糖的穩定，但腎上腺素的分泌反而會讓過動孩童變得緊張、焦慮，甚至衝動易怒、無法專注，因此，在食物的攝取上要特別留意，別讓血糖高低起伏波動過大。

一般人認為會讓血糖高低起伏的食物多為含糖的糕點、飲料、餅乾、糖果等甜食，但其實有很多的食材經過高度加工、纖維含量很少，或是烹調方式不恰當，食用下肚會造成血糖大幅波動，因此建議父母盡量讓孩子食用GI值較低的食物，讓血糖保持平穩。尤其是早上特別需要有足夠的專注力，因為重要的課程大多排在上午，不過許多人因為趕時間，早餐往往抓個麵包、三明治，搭配含糖豆漿、奶茶或是果汁就解決，這樣很容易讓孩子的血糖飄忽不定、影響專注力。接下來趕緊告訴大家如何「管控血糖」！

認識 GI 值

　　什麼是 GI 值？ GI（Glycemic index，簡稱 GI），中文稱為「升糖指數」，代表的意思為：吃下去的食物造成血糖上升快慢的數值指標。GI 值越高的食物越容易使血糖快速上升，隨後又快速下降，像坐雲霄飛車一樣忽高忽低。反之，GI 值較低的食物，讓血糖上升的速度比較緩和、起伏不會那麼大，所以採用低 GI 飲食可以平穩血糖，進而避免孩子產生注意力不集中、衝動、焦慮緊張等現象。

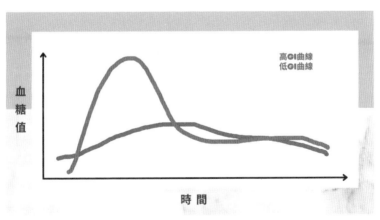

高 GI 的食物讓血糖快速上升又快速下降，會影響小孩的專注力與情緒控制；低 GI 的食物讓血糖較為平穩，孩童的專注力與情緒會比較穩定。

GI 值較高、容易造成血糖波動的食物通常有以下幾個特徵，我們可以很容易分辨出來：

1. 精緻度高：加工度、精緻度越高的食物，纖維含量越少，越容易造成血糖快速上升。例如：白米飯的 GI 值比糙米、五穀米高。

2. 纖維含量低：纖維含量越少的食物，GI 值就越高，例如：白麵包的 GI 值比雜糧麵包高。

3. 烹煮時間偏久：食物經過長時間的烹煮，分子會變得較為細小，分子越小吸收速度越快，就越容易造成血糖快速上升，所以烹調時間比較長，或較為軟爛的食物，通常 GI 值會比較高。例如：稀飯的 GI 值比白飯高。

4. 經過勾芡的食物、濃湯：一般濃湯類，或者像羹麵、大腸麵線等食物，通常會經過勾芡的步驟，勾芡過的食物容易讓血糖快速上升。例如：玉米濃湯的 GI 值比青菜豆腐湯來得高。

5. 泥狀食物：即使是同一種食物，切碎或打成泥後，GI 值也會升高。例如：塊狀的南瓜 GI 值較低，但是搗成泥後 GI 值就會上升。

國人常用食物升糖指數（GI）對照表

食物種類	GI 值，以白麵包（GI = 100）作為對照之參考指數		
全穀根莖類	白米飯＝91±9　　糯米飯＝132±9 義大利麵＝60±4　　甜玉米＝78±6 通心粉＝67±3　　地瓜＝87±10 烤馬鈴薯＝85±4　　芋頭＝79±2 綠豆＝76±11　山藥＝53±11　貝果＝103±5 烏龍麵＝79±10　　粉絲＝56±13 玉米脆片＝90±15　　燕麥片粥＝83±5		
蔬菜類	菜豆＝39±6　扁豆＝41±1　胡蘿蔔＝68±23		
水果類	香蕉＝74±5　鳳梨＝84±11　木瓜＝84±2 西瓜＝103　奇異果＝75⊥8　蘋果＝52±3 柳橙＝60±5　芒果＝73±8　梨子＝47 櫻桃＝32　桃子＝60±20　李子＝55±21 葡萄＝66±4		
豆類	黃豆＝25±4		
乳製品類	全脂牛奶＝38±6　優格＝51　豆奶＝63 冰淇淋＝87±10		
糖類	蔗糖＝97±7　蜂蜜＝78±7　葡萄糖＝141±4 果糖＝27±4　乳糖＝66±3		

資料來源：

1. 衛生福利部國民健康署

2. Foster-powell K, Holt SH Brand Miller JC. International table of glycemic index and glycemic load values: 2002.1,2 Am J Clin Nutr 2002; 76(1): 5-56.

6. 水果成熟度：水果越成熟，GI 值越高。例如：未成熟的香蕉 GI 較低、過熟香蕉的 GI 就會高很多喔。

　　由此可見，食物的 GI 值與纖維含量、烹調方式、加工程度、成熟度都有很大的關係。但是這裡要特強調一點，低 GI 不等於低熱量，白米飯與五穀飯、糙米飯的熱量其實是差不多的，食用過多一樣會發胖，需要體重管理的小朋友，這點千萬要記得喔！

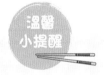

1. GI 值較高的食物要節制食用量，或是搭配低 GI 食物一起吃，才可避免血糖的起伏波動過大。
2. 低 GI 食物：GI 值＜ 55 者
3. 中 GI 食物：55 ＜ GI 值＜ 70 者
4. 高 GI 食物：GI 值＞ 70 者

　　在日常飲食上給大家幾個建議，讓孩子的血糖不會忽高忽低：

1. 把精緻澱粉換成非精緻澱粉：例如白米換成糙米，或是五穀米、白饅頭換成雜糧饅頭、白麵條換成蕎麥麵，

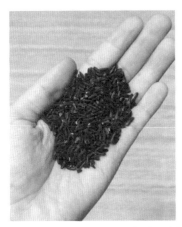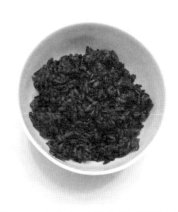

我們家經常食用的黑米（黑糙米），混合白米煮熟後呈現很特別的顏色，擁有滿滿的花青素。

孩子們愛吃的義大利麵 GI 值並不高，偶爾可以當作主食。平時如果孩子無法接受粗糧米飯，可以使用白米、糙米（或五穀米）各混一半的方式來降低 GI 值。我們家自從三年前開始就以「黑米」混合白米飯食用，黑米是黑色的糙米，它的外觀顏色為紫黑色，比白色糙米多了花青素的成分，對於抗氧化、抗發炎也有很棒的效果。

2. 水果要限量：一天 2 ～ 3 份即可，水果裡含有豐富的果糖、葡萄糖，甜度也高，一份水果為 8 分滿碗，一天 2 份為宜，不要超過 3 份。前述內容有提到，盡量少喝果汁，直接吃新鮮水果比較容易控制分量。如果是自己現

榨的果汁，建議不要去除果渣以保留纖維，並且不要再額外添加糖，飲用量必須節制，每天控制在 200c.c. 以內為佳。

3. 蔬菜一天 3 份：每份的蔬菜量為半滿碗的「煮熟蔬菜」，一天必須食用至少 3 份。蔬菜含有豐富的纖維質以及維生素、礦物質和植化素，有助於穩定血糖，對人體健康也相當有幫助，但是孩子們很容易挑食、不愛吃菜，這個問題我會在後面的章節教大家如何解決。

4. 高、低 GI 食材混合一起進食：前面有提到濃湯和烹調較久、較為軟爛的食物 GI 值較高，但其實要吃也沒關係，可以搭配低 GI 的食材一起食用就可以平衡 GI 值。例如：吃稀飯的時候配上肉類和青菜一起吃、喝濃湯時搭配沙拉盤與雞蛋，這樣就能維持血糖的平穩。

5. 早餐很重要：早餐是起床後的第一餐，非常重要，但人們往往吃一些高糖分、高精緻澱粉又缺乏纖維的食物，這樣很容易讓血糖忽高忽低，進而造成注意力不集中，或引發衝動等問題，所以建議讓孩子早點起床，吃一頓健康豐盛的早餐再去上學。早餐常吃的白吐司可以換成全麥吐司、白麵包可以換成雜糧麵包，再配上一杯牛奶或無糖豆漿、一份高纖水果，就是營養滿滿，又能保持

血糖穩定的一餐。

6. 點心要挑選：下午點心可選擇水果、牛奶、無糖優格、雜糧饅頭、蘇打餅乾等較健康的食物，不要給予含糖飲料、白麵包、糕點、餅乾等零食。

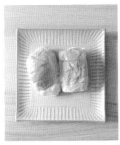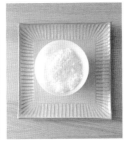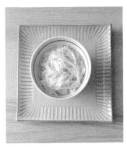

白麵包、白飯、白麵條皆屬於高 GI 食物，更換成雜糧麵包、全麥吐司、五穀飯、糙米飯、蕎麥麵等非精緻澱粉，不僅可增加纖維攝取量以減少血糖波動，同時也能補充多種維生素及礦物質。

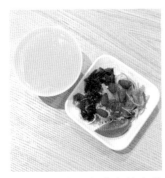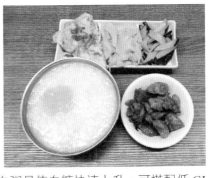

勾芡過的濃湯和熬煮較久的白粥易使血糖快速上升，可搭配低 GI 的高纖維、高蛋白，或油脂類食物一起食用來穩定血糖。

保持血糖的穩定不僅有利於過動症，還能減少飢餓感來襲，對於孩子的體重控制更有良好的幫助，維持標準體態對身體的健康狀況很加分喔！

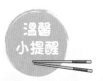

蔬菜、豆魚蛋肉、堅果與油脂皆屬於低 GI 食材。
和高 GI 食物同時食用，可以平衡 GI 值，並穩定血糖。

3-5　五大原則之四：減少誘發

　　在第二章節裡，曾提到苯甲酸鹽防腐劑、人工色素會誘發過動症，雖然這個論述到底正不正確迄今未明，不過基於媽媽的角色，我還是希望孩子盡量不要觸碰到這些「可能」會導致過動症的「添加物」。以下，就來和各位分享苯甲酸鹽防腐劑、人工色素的作用，以及它們可能存在於哪些食品當中。

防腐劑

　　防腐劑主要作用是抑制微生物的生長與繁殖，進而保持食物的新鮮並延長食品保存期限，甚至可以增加食物的口感。防腐劑的種類很多，其中，苯甲酸鹽類防腐劑疑似會誘發過動症。根據目前台灣的防腐劑使用範圍及限量彙整如下：

苯甲酸鹽類：苯甲酸、苯甲酸鈉、苯甲酸鉀允許添加於下列食品中

允許添加的食品	用量以 Benzoic Acid 為計
魚肉煉製品、肉製品、海膽、魚子醬、花生醬、乾酪、糖漬果實類、脫水水果、味噌、海藻醬類、豆腐乳、糕餅、醬油、果醬、果汁、乳酪、奶油、人造奶油、番茄醬、辣椒醬、濃糖果漿、調味果漿及其他調味醬	1.0g ／ kg 以下
烏魚子、魚貝類乾製品、碳酸飲料、不含碳酸飲料、醬菜類、豆皮豆干類、醃漬蔬菜	0.6g ／ kg 以下
膠囊狀、錠狀食品	2.0g ／ kg 以下

資料來源：SGS 安心資訊平台

你有發現嗎？這些添加苯甲酸鹽防腐劑的食物多為：調味醬料、魚肉加工品、碳酸飲料、果汁、果醬、奶油等，在日常生活中處處可見，再仔細觀察，這些食品多為加工物，或是醬料類，不僅含有防腐劑，通常也有較高的鈉含量、糖含量，以及其他食品添加物含量，雖然在日常生活中無法完全避免，但盡可能地減少食用有益孩子健康。

人工色素

食用色素又稱著色劑，是用來使食品上色、著色，從而改善食品色調和色澤的食品添加劑。根據來源不同，可區分為天然色素和人工合成色素。人工合成色素是化學合成的著色劑，比天然色素更耐熱、更光亮、更鮮豔，而且成本較為低廉。台灣核准使用的人工色素共有八種，包含：紅色六號、紅色七號、紅色四十號、黃色四號、黃色五號、綠色三號、藍色一號、藍色二號。其中的黃色四號、五號及紅色六號、四十號可能會誘發過動，也會加重ADHD孩童的諸多症狀，不得不留意。

根據衛福部的「食品添加物使用範圍及限量暨規格標準」中明文規定，這些人工色素「不得」添加在：生鮮肉類、生鮮魚貝類、生鮮豆類、生鮮蔬菜、生鮮水果、味

噌、醬油、海帶、海苔、茶等食物當中。但是舉凡孩子們喜愛的馬卡龍、棉花糖、洋芋片、果醬、果汁、糖果、糕點、餅乾、早餐穀片等食物，都可以看見人工色素的蹤影，這些成分我們可以在食品包裝的成分列表中看到，爸媽們在採購食物前，不妨先留意一下產品的外包裝，若有添加上述人工色素者，盡量不要購買，至於沒有包裝的食品雖然無從得知，但是可以從外觀上判斷，如果顏色過於鮮豔亮麗，也盡量少買、少吃。

認識潔淨標章

縱使「食品添加物」在食品加工上有一定的必要性，但是隨著健康意識逐漸抬頭，許多廠商紛紛推出「無添加」的食品。台灣目前正在推廣「潔淨標章」（Clean Label）認證和 A.A（Anti Additive）國際無添加驗證。要拿到潔淨標章認可的食品，必須符合以下三大要點：1. 少或無添加八大類食品添加物（人工甜味劑、防腐劑、人工香料、人工色素、漂白劑、結著劑、保色劑、含鋁膨脹劑）。2. 農藥殘留要符合法規的規範。3. 原料必須為非基因改造來源。目前潔淨標章共分為三個等級：除了初階的潔淨標章之外還有進階的「雙潔淨標章」，它必須符合上述三項規範外，在政府許可的 800 多種食品添加物中，僅能使用其中的十分之一種；而最高等級的「100% 無添加

3
過動症飲食調理五大原則

093

標章」篩選條件更為嚴格，直接要求所有政府公告添加物完全都不能添加。在台灣進行無添加認證的機構有兩個：「慈悅國際」以及「A.A 無添加發展協會」，大家如果有興趣，可以上這兩個單位的網站查詢通過的廠商及食品有哪些。

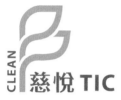

「慈悅」潔淨標章

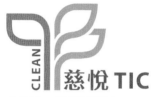

「慈悅」雙潔淨標章

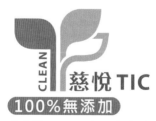

「慈悅」100% 無添加標章

在我實地走訪各大賣場做了多次的「田野調查」之後，發現有許多食品或調味料可以做到「無防腐劑」、「無人工色素」，甚至榮獲「雙潔淨標章」的認可，大家在購買前可以觀察一下食品包裝，找看看有無認證標章，至於散裝的食品，選購時請務必小心謹慎。

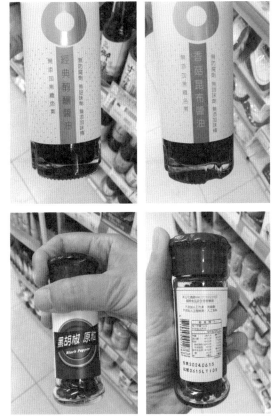

無添加防腐劑、人工色素、人工香料、人工甜味劑的醬油及黑胡椒粒

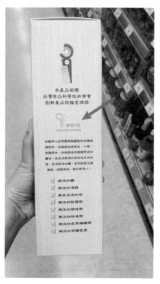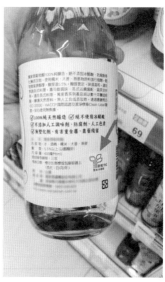

通過雙潔淨標章認證的醬油和穀物醋

環境汙染源：鉛與過動症

在 1960 ～ 1970 年間，有大量的研究發現環境當中的重金屬「鉛」與過動行為呈正相關。鉛是一種神經毒素，會干擾神經傳導物而導致人們出現異常行為。家長們要仔細把關孩子使用的文具、玩具、日用品，盡量少讓孩童觸碰到這些含鉛的東西，尤其千萬要留意別讓小小孩把這些物品放到嘴巴裡咬。

🔍 家中常見的含鉛物品

類別	產品
文具	鉛筆、蠟筆、水彩筆、修正液
玩具	各種價格低廉且色彩鮮艷的玩具
家中日用品	電池、塗料裝飾用品
食品相關	以鉛焊接合的罐頭食品、來路不明的中草藥、顏色鮮豔的餐具
女性化妝品	多數彩妝產品都含有鉛，並且品質越差、價格越低廉者含鉛量越高，其中以口紅、指甲油最為常見。
牆壁塗料	劣質油漆及塗料

3-6 五大原則之五：改善過敏

過敏和過動症息息相關！中央研究院生物醫學科學研究所潘文涵特聘研究員所率領的研究團隊發現，當孩童具有兩種以上過敏症狀（過敏性鼻炎、皮膚炎、氣喘、結膜炎等），罹患過動症的風險是沒有過敏小孩的 2 ～ 3 倍！有多國的統計研究發現了過敏與過動症之間的相關性。

的確，我兒子小時候有嚴重的皮膚炎、過敏性鼻炎、氣喘等問題。在他滿兩歲之前皮膚狀況相當糟糕，可愛的臉頰幾乎沒有完好過，時不時的紅腫發炎、手肘關節處常

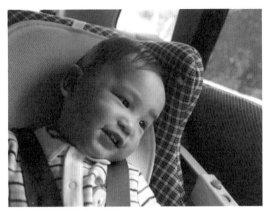

兒子小時候臉上的皮膚常常出現紅疹

常起疹子，經常要看醫生拿藥擦！小學以前也多次因為氣喘、哮吼問題在三更半夜衝急診，搞得家人們一夜難眠是常有的事情。他爸爸買齊了所有設備，除濕機、空氣清淨機、小象吸鼻器、除塵蟎機等一應俱全，還好在這些儀器的輔助下，他的過敏現象有獲得舒緩，後來隨著他漸漸長大，並調整飲食內容之後，目前只剩下過敏性鼻炎比較令人頭痛。

2022 年 6 月歐洲一本著名期刊《Pediatric Allergy and Immunology》裡刊登了一篇回顧性文獻的統計結果，研究採取 2000 ～ 2018 年間兒科（0 ～ 18 歲）資料庫進行分析，結果發現不論是男孩或女孩，如果在兒童早期有出現過敏性疾病（過敏診斷的平均年齡為 4.5 ± 4.3 歲），顯著增加了罹患 ADHD 的風險。

234170 名兒科患者過敏性疾病和 ADHD 間的關聯性

	所有患者	過敏患者	非過敏患者	p 值
男孩	119847	62624 (52.2%)	57223 (47.8%)	—
過動症	21242 (17.7%)	14732 (23.5%)	6510 (11.4%)	<.0001
女孩	114323	54578 (47.8%)	59745 (52.2%)	—
過動症	11766 (10.3%)	7878 (14.4%)	3888 (6.5%)	<.0001

參考資料：Early childhood allergy linked with development of attention deficit hyperactivity disorder and autism spectrum disorder.

　　由此表格發現，不管是男孩或是女孩，有過敏現象者，罹患過動症的比例比起沒有過敏現象者來得高出許多，達兩倍以上！其中又以皮膚過敏（49.6%）、結膜炎（41.5%）、氣喘（32.8%）相關性最高，而鼻炎和食物過敏分別佔了 13.2% 與 7%。

　　因此在日常生活及飲食當中，我們可以藉由改善過敏症狀來緩和各種過動現象，以下幾種方式提供父母們參考。

1. 健康的飲食

平時的飲食內容如果多是一些不健康的甜食、油炸物、加工食品、刺激性食品、零嘴等，會造成過敏現象加重，應該要多食用健康的全穀根莖類、蔬果、未加工的肉製品，以及好的油脂，改善飲食內容不僅可以降低過敏反應、發炎反應，並增加各類營養素的來源，對於孩童的生長發育、緩和過動症狀都有很好的幫助，平日應該建立起良好的飲食習慣，藉以修復生理狀態，對於身體的好處相當多。

2. 補充益生菌

過敏與腸道菌相存在著很大的關聯性！腸道不僅是消化系統，也是人體最大的免疫系統，當腸道中的壞菌多過好菌時，人體免疫力下降，容易誘發過敏反應。

另外，腸道細菌會透過「腸腦軸」遠端操控大腦的思想、情緒與行為表現。簡單來說：當腸道中的壞菌太多時，不僅容易讓過敏發作，孩子的大腦也容易失去控制，會發生許多無法自我克制的情緒和行為。許多研究發現，給予益生菌可以改善過動兒的身體狀況與各種行為表現，所以在日常生活中，建議爸媽們應多讓孩子補充益生菌。

益生菌的來源

味噌、泡菜、紅麴等發酵食品含有許多益生菌，另外，市面上常見的優格、優酪乳也是益生菌的良好來源，或者爸媽們想要購買市售的益生菌保健食品來補充，都是很直接方便的方式。

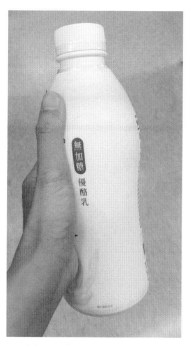

無糖優酪乳和優格是益生菌很好的來源，可以搭配水果給孩子當點心食用。

補充益生原：膳食纖維

　　除了補充益生菌之外，同時要補充益生菌的「食物」
——益生原，才能讓益生菌長得更好，而「膳食纖維」就
是一種很好的益生原。

　　膳食纖維區分為「非水溶性纖維」與「水溶性纖
維」，「非水溶性纖維」具有促進腸胃蠕動、預防便祕的
功能，而「水溶性纖維」可以降低血膽固醇、增加飽足
感，更是一種優質的益生原，能幫助腸道好菌的生長與繁

水溶性與非水溶性膳食纖維來源

纖維種類	食物來源
水溶性	全穀根莖類：燕麥、糙米、南瓜 蔬果類：蘋果、柳丁、柿子、木瓜、橘子、紫菜、木耳、海帶、菇類、秋葵、胡蘿蔔、扁豆、皇宮菜 其他：豆類、蒟蒻、果凍、愛玉子
非水溶性	全穀根莖類：糙米、全麥製品、燕麥、大麥、小麥胚芽、地瓜 蔬果類：蘋果、奇異果、花椰菜、胡蘿蔔、洋蔥、菠菜、竹筍、地瓜葉 其他：堅果類、豆類

殖。在好菌充足的情況下才可能提升免疫力、降低發炎、改善過敏現象。食物中富含膳食纖維的食材相當多，各種蔬菜、水果、全穀類食物、豆類都是纖維的良好來源，想要改善過敏，纖維質不可少！

3. 適當紓壓與運動

　　過多的壓力不僅會造成腸道中益生菌的減少，也會讓過敏現象加劇，更會影響過動兒的專注力以及情緒表現。每個孩童紓壓的方式不一樣，建議讓孩子們找到自己的喜好並從中舒緩日常上過多的壓力，其中運動是一個非常好的選項。

　　這邊來分享一下我兒子的例子，兒子從四年級下學期開始愛上打籃球、五年級迷上打棒球、六年級又被選進田徑隊，所以他每天的運動量是非常大的，根據我的觀察，自從他開始有了穩定的運動習慣之後，之前時常因為壓力而產生的妥瑞症狀大大改善了，就連專注力、情緒管控都變好了，事實上，運動對於紓壓、過動現象都有非常良好的幫助，因為在運動時會促進多巴胺的分泌，不僅可以改善過動，也可以緩和焦慮、減輕壓力，還能幫助長高呢！

4. 改善環境

環境的清潔不當是造成過敏的重要原因之一，尤其台灣位處亞熱帶地區，氣候非常潮濕、經常下雨。潮濕的天氣不僅讓人不舒服，也很容易造成塵蟎、黴菌等過敏原的孳生。德國一項研究分析了 65 萬份兒童氣喘與過敏報告發現，濕度上升會引起氣喘發作。許多的研究證實，黴菌越多，越容易造成打噴嚏、流鼻水、咳嗽等上呼吸道症狀，連異位性皮膚炎的發生率都隨之增加。

所以另一個改善過敏的大工程就是：降低環境濕度、除霉、除蟎。家中必須備有除濕機，將室內的濕度控制在 50 ～ 55% 左右就能有效降低塵蟎和黴菌的生長。此外，棉被、床單、枕頭、孩子的絨毛娃娃、玩具得定期清潔，並曝曬太陽，發霉處要清潔乾淨，黴菌生長過多的用品不要怕浪費，一定要丟棄。食物要妥善保存，像是米類、穀物、花生等食材很容易因為潮濕、儲存不當而造成發霉甚至誘發黃麴毒素生長，開封後切記要放置在冰箱中冷藏，並及早食用完畢。相信身為台灣人的大家應該都相當清楚，防潮即可大大降低過敏的發生、食用新鮮無毒素的食材才能確實補進健康！

我家也有過動兒 營養師教你過動小孩的飲食調理與溝通教養

4

孩童挑食、
食慾不振的解決方法
與健康料理示範

我的孩子挑食怎麼辦？過動兒很容易有挑食的問題，沒錯！上面說了那麼多，你一定覺得雖然講了一大堆，但我家孩子就是挑食啊！這個也不吃、那個也不吃，我能夠怎麼辦？沒關係，我懂大家的無奈，所以接下來要教導大家如何破除孩子挑食的魔咒！

首先要先給爸媽一個觀念：世界上沒有任何一種食物是非吃不可的！

講得再明白一點就是——沒有任何一種食材是沒吃就會生病的。

所以，只要不是太嚴重的「偏食」，父母就可以稍微放寬心了，千萬不要用「強迫」的方式勉強孩子吃東西，因為吃東西這件事情應該是愉悅的，如果用強迫的方式，會讓孩子留下陰影而造成反效果喔。

增加纖維攝取的方式

在分享挑食的解決方案前我想先把「膳食纖維」特別拿出來說明，兒童挑食的狀況很多，其中，纖維質是最為

營養師教你過動小孩的飲食調理與溝通教養

缺乏的部分之一，根據最近一次的「國民營養健康狀況變遷調查」，發現國人每日膳食纖維攝取量未達建議量的一半，孩童有可能更低，這可能是因為精緻澱粉吃太多、蔬果吃太少的結果。

各類食物膳食纖維含量比較表：每100公克可食部分所含纖維量（g）

全穀根莖類		蔬菜類	
紅豆	18.5	牛蒡	5.1
綠豆	15.5	秋葵	3.7
燕麥	8.5	地瓜葉	3.3
五穀米	4.9	綠花椰	2.8
蕎麥麵（乾）	4.1	胡蘿蔔	2.7
糙梗米	4.0	高麗菜	1.3
秈米（白米飯）	0.6	包心白菜	1.0
大豆類		水果類	
黑豆	22.4	黑棗	10.8
黃豆	14.5	土芭樂	5.0
毛豆	8.7	紅心芭樂	3.9
五香豆干	2.2	奇異果	2.7
無糖豆漿	1.3	柳丁	2.1
傳統豆腐	0.6	草莓	1.8

資料來源：衛生福利部國民健康署食品營養成分資料庫（新版）

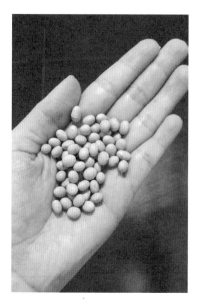

未加工的黃豆纖維含量相當高，但是製作成加工品後纖維質會大量流失，大家可以自行製作不去渣的豆漿飲用，或者利用未加工的黑豆入菜來增加纖維。

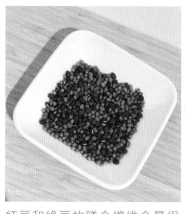

紅豆和綠豆的膳食纖維含量很高、蛋白質也比其他全穀雜糧來得豐富，很適合煮甜湯給孩子當點心吃，但記得要連殼一起吃下肚，因為大量的纖維都存在殼裡喔！

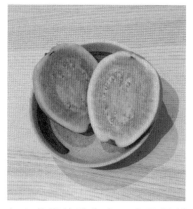

紅心芭樂的維生素 C 含量是所有水果的第一名，膳食纖維也不低，是一種營養價值很高的水果。

一般成年人每日纖維建議攝取量為 25 ～ 35 公克，而孩童的建議量為：年齡＋ 5，例如：5 歲孩童每天要吃到 5 ＋ 5 ＝ 10 公克的纖維；10 歲孩童每天要吃到 10 ＋ 5 ＝ 15 公克的纖維，可多多利用孩子愛吃的高纖食材來補足每日需要量。

增加纖維質的飲食建議

1. 三餐中至少要有一餐為非精緻澱粉來源的碳水化合物，例如：五穀飯、糙米飯，或是雜糧饅頭、全麥吐司、蕎麥麵等。

2. 每餐至少半碗蔬菜量，如果早餐無法吃到這麼多，請在午餐和晚餐補足。

3. 每天食用 2 ～ 3 份水果，但不超過 3 份為原則。

4. 紅豆、綠豆、黑豆、燕麥、黑棗、土芭樂、五穀飯、糙米飯的纖維含量很高，可善加利用。

5. 留意食品包裝的營養標示，選擇纖維含量高的來食用。

解決挑食的各類方法

緊接著趕快來談談令人頭大的「兒童挑食」問題，其實只要挖掘孩子挑食的根本原因，再對症下「方」，就能

改善，以下幾個解決方案與大家分享：

1. 替換法

前文有提到，所謂的均衡飲食就是六大類食物都必須要均衡攝取才不會造成營養缺失，不過每個人難免都有自己不愛吃的食物，這時候可以利用「替換法」來補足營養，換言之：同一大類的食材可以輪流替換著吃。以下舉例來說：

全穀根莖：不喜歡吃飯就吃麵，或是饅頭、地瓜、芋頭、南瓜、玉米等。

蔬菜：每種顏色蔬菜可任意取代，例如：不喜歡地瓜葉可以吃青江菜、不喜歡白蘿蔔可以吃洋蔥、不喜歡香菇可以吃海帶。

水果：與蔬菜一樣，同種顏色可以任選，不喜歡藍莓可以吃葡萄，不喜歡柳丁可以吃芒果，不喜歡奇異果可以吃芭樂。

乳製品：不喜歡牛奶可以喝優酪乳或優格，甚至是起司片。

堅果種子：不喜歡杏仁可以吃腰果、開心果、芝麻、

核桃等。

豆魚蛋肉：不喜歡豬肉可以吃雞肉、不喜歡吃蝦子可以吃魚、不喜歡喝豆漿可以吃豆腐。

只要六大類食物都有均衡的吃到，並且時常輪替更換各種食材，不要只固定吃某幾樣食物，就不會有太大的問題。

2. 混搭法、隱藏法

對於孩子不愛吃的食物，千萬不要煮一大盤直接端到他眼前！

分享一下我自己的例子，我小時候非常不喜歡吃紅蘿蔔，但是我母親很希望我能接受它，所以餐桌上時常出現紅蘿蔔炒蛋，而且紅蘿蔔永遠多過於雞蛋，每當我看到那盤紅吱吱的菜餚出現時就很想逃離餐桌，所以我們必須要避免這樣的方式，換個方法來呈現。

混搭法：可以試著把孩子不愛吃的食物先「少量」的和他喜歡的食物煮在一起，而且食材的種類可以多一些，剛開始先不要讓他發現原來不愛吃的東西居然偷偷參雜在裡面，等他習慣味道之後再慢慢加量。我在烹調時很喜歡「大雜燴」，一次多樣化的食材煮在一起，我覺得既省時

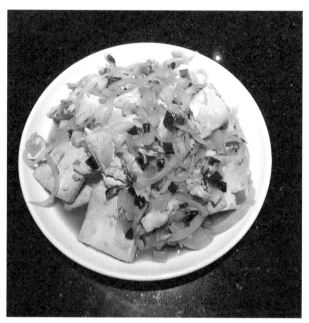

這道菜裡面含有魚肉、豆腐、洋蔥、大白菜、青蔥，
一道抵多道，我很喜歡這種煮法！

又能同時擁有多種營養，不過這種方式不見得每個人都喜
歡，要看個人習慣。

　　隱藏法：例如包水餃、製作煎餅、肉丸子、包子等，
利用「包埋」的方式可以將營養的食材切細切碎，再混入
肉類，或做成煎餅，讓孩子願意吞下肚。

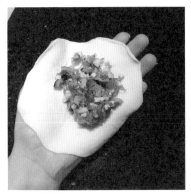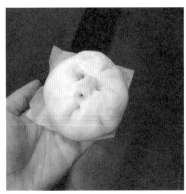

我們曾經在家自己製作包子，不僅可以親子同樂，也可以讓孩子吃進更多營養。

3. 善用調味料

　　許多孩子挑食的原因是因為對某些食材曾經有過「不好的經驗」，因為食材越「原型」味道就越明顯，有許多食物本身帶有很強烈或是很特殊的氣味，例如：苦瓜、青椒、茄子、羊肉（腥味）等，每個人都有自己不愛的食物，如果孩子挑食的狀況不是太嚴重，某些食材不願意食用，我認為是可以接受的。但也可以多利用一些健康、天然的調味品來蓋過食物的味道，讓孩子嘗試看看。

咖哩飯是道很受孩子們喜愛的料理，但是一般的咖哩塊鈉含量很高、人工添加物又很多，建議爸媽可以購買市售的「兒童咖哩塊」或「兒童咖哩粉」來製作咖哩飯，兒童咖哩的味道較為清爽，也少了很多的人工添加物，很適合孩子食用！記得有一次兒子說要帶同學來家裡用餐，那位同學非常挑食，許多蔬菜都不吃，但很愛吃咖哩，於是我當天就用兒童咖哩粉煮了咖哩飯。先利用蒜頭把青菜、雞肉炒香，再加入咖哩粉和適量開水一起烹煮，起鍋前稍微調味一下，香噴噴的咖哩淋在白飯上真的是絕配，孩子們超賞臉，吃得一滴不剩！

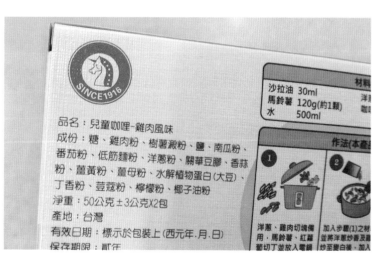

兒童咖哩的添加物比起一般咖哩塊少了很多。

範例二：鳳梨入菜

　　新鮮鳳梨是煮肉類食材的超級好幫手，不論是雞肉、豬肉、牛肉料理都派得上用場，因為鳳梨中的鳳梨酵素可以軟化肉質，讓堅硬的肉塊變得軟嫩好入口，再加上本身帶有酸甜口感，可以減少烹調時調味料的使用，健康又美味。我個人非常喜歡煮鳳梨香菇雞湯，裡面除了雞肉、鳳梨，還添加了香菇、紅蘿蔔、綠花椰等食材，我和家人們都超愛！

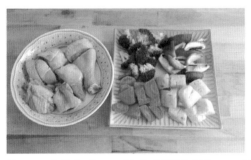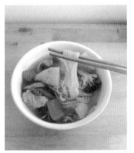

使用鳳梨熬煮雞湯可讓肉質鮮嫩好入口，再放入多種蔬菜增加湯頭的鮮甜與營養，最後再額外燙個蕎麥麵加入雞湯中，就變成一碗好吃又營養的餐點了。

範例三：自製番茄肉末醬

　　「番茄肉末醬」非常好用！這種醬料不管是配飯、配義大利麵都很適合，是小朋友很愛的醬料之一，不過建議大家可以觀看 youtube 自己學著製作並調整味道，因為外面販售的實在太鹹、添加物也很多。我女兒是個拒絕食用番茄的小孩，不管是大番茄、小番茄都不喜歡，但是卻對外婆利用新鮮番茄製作的「番茄肉末麵」愛不釋手，即使裡面加了很多她平時不愛的蔬菜，她仍會吃光喔。

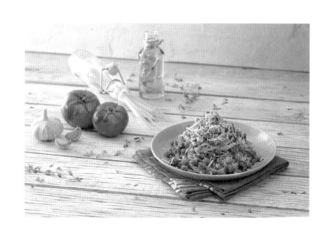

範例四：善用去腥食材

　　除了上述的幾個例子外，蒜頭、青蔥、檸檬汁、醋、薑、味醂、胡椒、枸杞、紅棗等，都是可以去腥、提鮮，甚至增加甜味的健康原料，在烹煮腥味較重的肉類，或是孩子較不賞臉的食材時可以多加運用，以降低孩童挑食的問題。

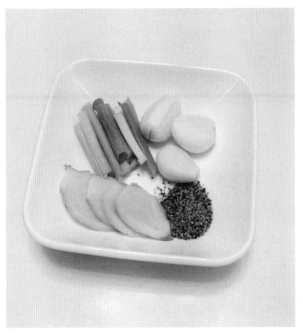

青蔥、蒜頭、薑片、黑胡椒都是我很常用的調味品。

4. 改變食物質地

　　每個人喜愛的食物質地不大相同，有些人喜歡較硬的口感、有些人喜歡軟軟的食物，因此可以針對孩子的喜好利用不同的烹調方式來處理食材，讓他們接受。

 偏好軟食者，可以利用下列方式處理

　　挑選軟嫩的肉類：肉類可選較嫩的部位及種類，例如：魚肉、雞腿，避開較柴的雞胸肉、里肌肉，或帶筋的肉塊。

　　熬湯：比較硬的食材或蔬菜，可以利用熬湯的方式煮軟。

　　燉、滷：使用悶燒鍋燉煮或是經過滷的方式，可以將食材煮得較為軟爛。

　　切細碎：將堅硬、大塊的食材利用刀工切細、切小，有利於孩子咀嚼和吞嚥。

　　適度勾芡：可用少許太白粉做適度的勾芡，讓食物軟化。

　　但是大家還記得，在第三章第四節裡我有提到──經過勾芡，或是煮得過於軟爛的食物，容易讓血糖波動較大

營養師教你過動小孩的飲食調理與溝通教養

嗎？所以這些方式不宜過度，或者在食用時要搭配低 GI 食材一起混著吃喔！

 偏好硬食者，下列方式提供參考

選對食材：可選擇較硬、較脆、纖維較多的食材食用。

油煎、快炒：肉類、魚類、豆乾、豆腐可以利用油煎方式增加硬度、蔬菜使用大火快炒，並且不要蓋鍋蓋來烹煮，可增加清脆度。

縮短烹調時間：例如煮飯時少加一點水、麵食不要煮太久、確認食物全熟就可起鍋，避免過於軟爛。

5.打營養果汁

打一杯好喝的果汁很容易征服孩子的心！各種營養的食材組合在一起，打成好喝的飲品，如果孩子願意接受，那就成功了。我曾經好幾次利用不同的食物組成，在完全不加糖的情況下打出營養又美味的果汁，我的兩個孩子都很喜歡，父母們可以嘗試動手做做看。這個方法也可以使用在因為吃藥而造成食慾不振的孩子身上，彌補一下因為正餐吃太少而造成的營養缺乏！

食　　材：無糖優格 200c.c.、藍莓 50g、中型香蕉半條、
黑芝麻 10g、開水 100c.c.。

製作方法：所有食材丟入果汁機打勻即可。

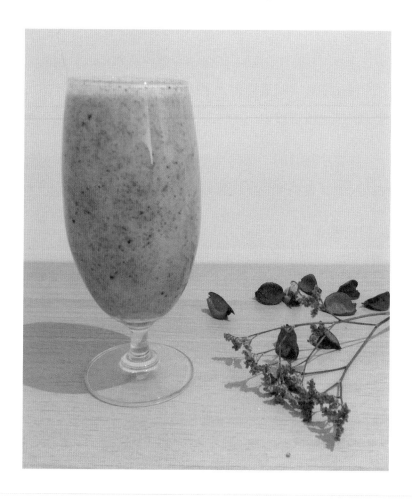

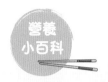

無糖優格：含有優質的蛋白質以及益生菌，可提供好菌、強化並維護腸道健康。

黑芝麻：提供 Omega-3 脂肪酸來源，且鋅的含量也很豐富，剛好可補充過動兒需要的「鋅離子」。

藍莓：具有花青素、白藜蘆醇等多酚類抗氧化物，可抗氧化、抗發炎，以及舒緩眼睛疲勞。

香蕉：天然甜味的來源，並且含有較高的鎂離子、維生素 B6，可緩和焦慮緊張的情緒、幫助多巴胺的合成。

食譜二：豆漿堅果奶

食材：高纖無糖豆漿 260c.c.、中型香蕉 2／3 條、小蘋果
半顆、無調味綜合堅果二湯匙。

做法：水果切塊，把所有食材都倒入果汁機打勻即可。

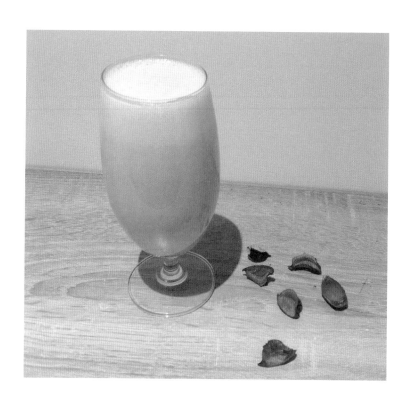

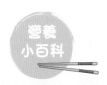

高纖無糖豆漿：提供豐富的蛋白質、纖維質以及大豆異黃酮，屬於植物性的優蛋白。

無調味堅果：含有豐富 Omega-3 脂肪酸，鋅離子和鎂離子含量也很高，健康且營養。

香蕉與蘋果：水果的天然香氣及甜味可大大提升整杯飲品的美味程度，並且具有多元化的維生素、礦物質，以及纖維質，是這杯飲品的靈魂角色。

食材：紅蘿蔔 120g、鳳梨 120g、開水 150c.c.。

做法：食材切塊，放入果汁機中加入開水打勻，記得不要
過篩才能吃進纖維質喔！

這樣的甜度剛好，完全不須要加糖，也可遮蓋掉紅蘿
蔔比較不討喜的味道。

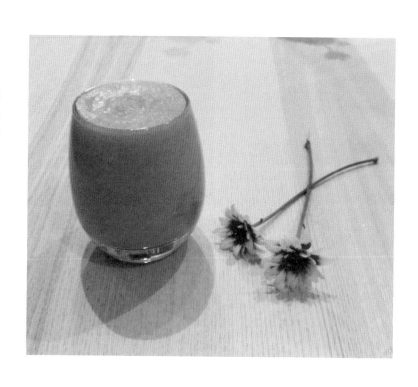

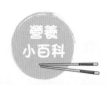

營養
小百科

　　紅蘿蔔含有纖維，也有非常豐富的 β- 胡蘿蔔素及維生素 A，可維持皮膚、口腔、鼻子、肺部、腸胃、眼睛黏膜的健康，以抵擋外來病菌入侵，成為免疫的一大防線，與鳳梨一起打果汁相當好喝！

　　但是 β- 胡蘿蔔素和維生素 A 都屬於脂溶性維生素，要有油脂才能吸收，所以這道飲品記得要在飯後飲用。

健康的早餐選擇

　　早餐是很容易踩雷的一餐，如果可以在家自行準備那還好些，若是選擇西式早餐店，打開菜單一看，不外乎是一些三明治、漢堡、吐司、鐵板麵，外加奶茶、紅茶、粉泡果汁等食物，糖分含量高、油脂也高、又缺乏蔬菜及纖維。中式早餐店也一樣，白饅頭、包子、燒餅油條、飯糰，以及甜豆漿和米漿，充滿了油膩及甜膩感，大多是精緻澱粉製成的食物。早餐很容易因為趕時間而隨便吃，這樣不僅不夠營養，還容易讓血糖飄忽不定，甚至引起發炎。

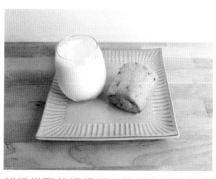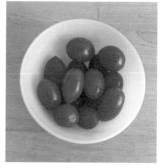

鮮奶搭配雜糧饅頭，簡單方便又健康，如果覺得不夠飽，可以再多一份水果增加營養及飽足感！

如果家長們真的沒空自己煮，建議可以去超市買一些高纖、低 GI、同時又能兼顧營養的食材回家冷藏，早上的時候簡單加熱一下就可以食用了，例如：全麥饅頭、雜糧麵包、新鮮玉米、全脂或低脂鮮奶、高纖無糖豆漿、無糖優酪乳、低糖豆奶、五穀奶等，各種食材可以任意搭配，例如：1. 玉米半根＋水果一份＋高纖無糖豆漿一杯，2. 雜糧饅頭一顆＋鮮奶一杯，這兩種搭配同時都包含了優質蛋白質、適量油脂，以及富含纖維質的醣類來源，是很不錯的早餐搭配，既省時又健康少負擔。

小資家庭的簡易午晚餐料理

　　如果家裡人口少，或是爸媽無法花太多時間煮午、晚餐，其實可以利用一些健康的食材，簡單變化出美味又可以全家一起享用的料理喔！

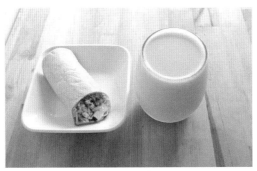

超商販售的優格雞肉握沙拉配上一杯低糖豆奶，也是很棒的早餐選擇。

食譜一：鱸魚蔬菜麵（3～4人份）

食材：鱸魚一條（約 450 g）、洋蔥 150 g、青江菜 150 g、
　　　　板豆腐 200 g、蕎麥麵、鹽巴、薑片、米酒、蔥末。

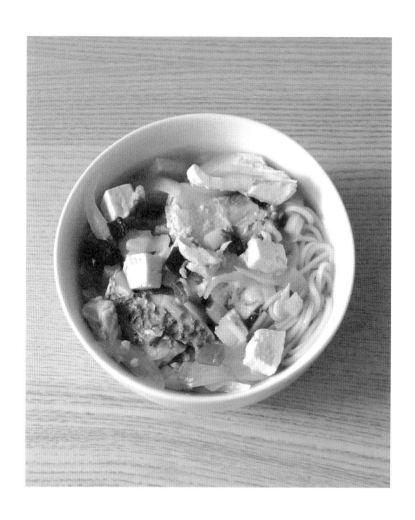

作法：

1. 購買鱸魚時請魚販先將魚鱗、內臟去除，並將魚頭、魚骨切下，其他可食用部位切片。

2. 將洋蔥、青江菜、老薑切片、板豆腐切丁、青蔥切末備用。

3. 煮一鍋熱水，先利用魚頭、魚骨熬煮高湯約莫 40 分鐘，再撈起丟棄，高湯備用。

4. 把鱸魚片以及洋蔥、板豆腐、薑片一起加入魚高湯中熬煮。

5. 倒入一湯匙米酒去腥。

6. 最後加入青江菜滾至熟透，再撒入蔥末和適量鹽巴調味。

7. 另外起一鍋水煮蕎麥麵（視個人需求調整分量），麵體熟透即可撈起。

8. 取一個碗裝入適量的麵條、魚肉及蔬菜，料理就完成囉！

食譜二：雞肉時蔬紅藜飯（3人份）

食材：雞胸肉 220ｇ、紅椒 120ｇ、黃椒 120ｇ、櫛瓜 100ｇ、白米與紅藜（約 1：1 的分量）、橄欖油、黑胡椒粒、鹽巴、醬油、蒜末、薑片、鹽麴。

作法：

1. 將白米與紅藜洗淨、浸泡冷水 20 分鐘，再置入電鍋煮熟待用。

2. 將雞胸肉洗淨切塊，加入醬油、蒜末、薑片、鹽麴醃漬 20 分鐘待用。

3. 紅椒、黃椒洗淨切塊、櫛瓜洗淨切片待用。

4. 準備一個炒菜鍋，倒入適量橄欖油，放入雞肉塊油煎至熟透即可起鍋備用。

5. 再倒入適量橄欖油至鍋中，放入櫛瓜片、紅椒與黃椒塊，翻煮至熟透，最後再灑入黑胡椒粒和鹽巴拌勻即可。

6. 最後把煮熟的紅藜米飯、雞肉塊、蔬菜盛盤就完成了。

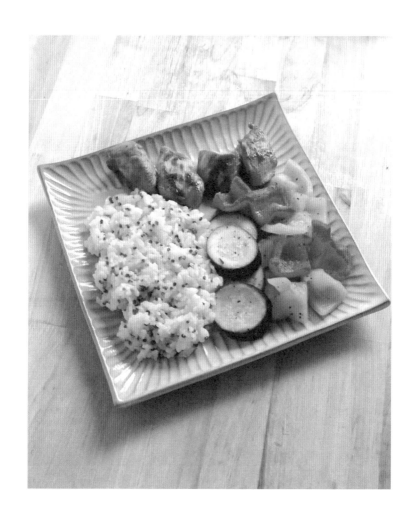

食譜三：什錦冬粉（3～4人份）

食材：冬粉 3 把（120 g）、豬絞肉 250 g、高麗菜 200 g、紅蘿蔔 50 g、洋蔥 100 g、鴻喜菇 50 g、橄欖油、醬油、鹽巴、蒜末、米酒。

作法：

1. 將冬粉泡水 20 分鐘後撈起並剪成段狀待用。

2. 高麗菜、紅蘿蔔、洋蔥洗淨切絲，鴻喜菇洗淨並切除尾端待用。

3. 取一個鍋子倒入適量橄欖油，加入蒜末爆香，接著加入紅蘿蔔、洋蔥拌炒。

4. 把豬絞肉加入做法 3 的鍋中，並加入米酒炒至半熟。

5. 再將高麗菜、鴻喜菇放入做法 4 的鍋中一起炒，最後放入冬粉。

6. 加入適量鹽巴以及醬油，翻炒均勻。

7. 等待醬油收汁即可起鍋。

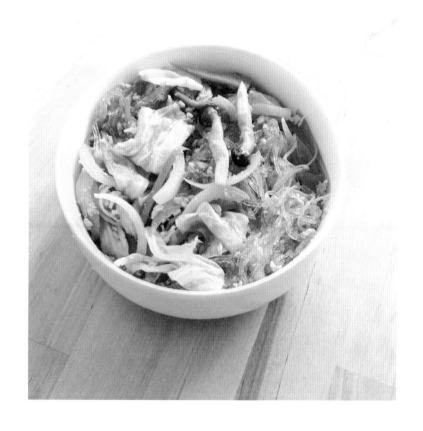

食材：免浸泡五穀米與白米（約 1：1 的分量）、豬里肌
肉 200 g、板豆腐 200 g、紅蘿蔔 80 g、香菇 6 朵、
黑木耳 150 g、青蔥適量、橄欖油、醬油、蒜末、
米酒、鹽麴、薑片、鹽巴。

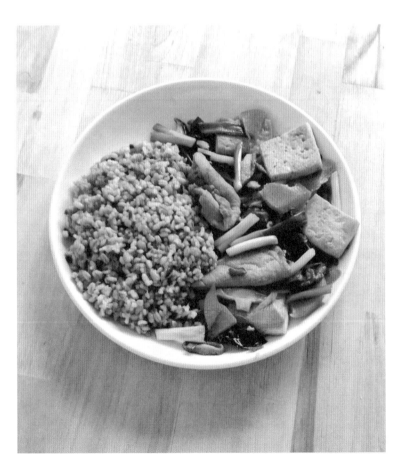

作法：

1. 將白米洗淨，用冷水浸泡 20 分鐘後瀝掉水分。

2. 再加入同等分量的五穀米一起放入電鍋煮熟待用。

3. 豬里肌切成薄片，並加入醬油、蒜末、薑片、米酒、鹽麴醃漬 20 分鐘。

4. 板豆腐切片待用。

5. 紅蘿蔔、黑木耳、香菇切片、青蔥切段待用。

6. 取一個鍋子放入適量橄欖油，將板豆腐煎至表面呈金黃色，盛出待用。

7. 將豬里肌片下鍋炒至半熟，再放入紅蘿蔔、黑木耳、香菇一起拌炒。

8. 把煎豆腐放入做法 7 的鍋子中，再加入醬油、鹽巴調味。

9. 最後加入蔥段翻炒，等待收汁後就可以起鍋了。

10. 盛盤，就如同照片一樣。

　　零食、點心簡直是孩子的「生活必需品」，甚至有很多小孩把零食當正餐、把正餐當點心食用，然而這些食物往往都是添加物很多、營養價值又低的食品，食用太多可能讓過動症狀加重之外，也是造成兒童挑食、肥胖、性早熟、長不高、蛀牙等問題的一大元凶！所以我要來和大家分享如何挑選健康的零食以及我自製的點心食譜。

健康零食與點心的挑選原則

1. 以營養豐富為原則：在點心的選擇與搭配上盡量可以同時具備優良蛋白質、好的油脂、全穀雜糧類，如果可以再融入高纖、低糖、豐富維生素與礦物質等元素，就更加符合健康的理念了。

2. 少點添加物，健康少負擔：購買零食點心時，可觀察食品的外包裝以及成分列表，盡量挑選添加物較少者，甚至可以選擇有「潔淨標章」（Clean Label）認證的產品，給孩子作為點心食用更加安全安心。

3. 選擇原型食物當點心：有些原型食材其實很適合拿來當作下午點心食用，例如：地瓜、玉米、馬鈴薯、各種水

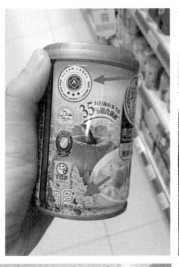
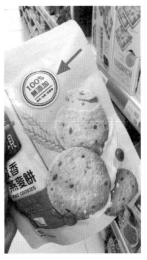
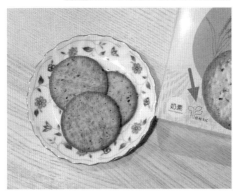
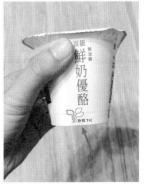

其實有不少榮獲雙潔淨標章和 A.A. 國際無添加驗證的餅乾和小點心，大家可以仔細尋找。

果、雞蛋、自製少糖紅豆湯、自製少糖綠豆湯等。至於怎麼搭配，其實非常簡單又方便，例如：半根水煮玉米＋一顆水煮蛋，或是一顆烤地瓜＋一份水果。食材的種類和分量可以依照孩子的喜好與食量自行斟酌。

4. 選擇健康的加工食品當點心：有些食品雖然是經過加工製成，但是精緻度低、加工手續少、營養價值豐富，或是較少添加物者，都可以成為點心的好選擇，例如：鮮奶、無糖優酪乳、無糖優格、無糖豆漿、雜糧饅頭、雜糧麵包、全麥吐司、原味堅果、燕麥奶、燕麥餅乾等等，目前坊間有不少利用新鮮蔬果製成的無添加果乾，也可以作為零食的選擇之一。

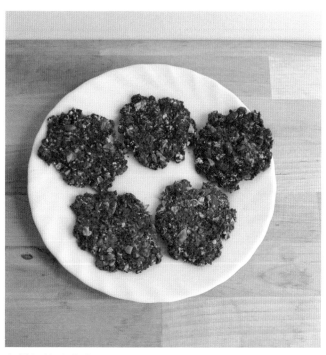

高纖低糖的燕麥餅乾很適合當作孩子的下午點心。

營養師教你過動小孩的飲食調理與溝通教養

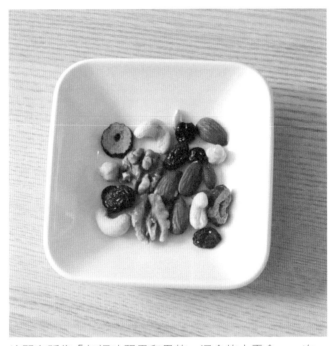

坊間有販售「無調味堅果和果乾」混合的小零食，一次一包給孩子當點心是很不錯的選擇。

5. 健康的原型食物與加工食品混搭：這種方式當然很
   OK，而且選擇與搭配更加多樣化了，例如：1. 鮮奶、
   酪梨、香蕉一起打果汁，2. 全麥吐司夾蛋，3. 無糖優格
   拌堅果、葡萄乾。這種方法既健康又方便，只要把需要
   的食材買齊，安全的保存在冰箱或是陰涼處，等孩子回
   來的時候就可以迅速變化出一道道營養又美味的小點
   心，來滿足他們挑剔的嘴。

自製點心食譜示範

　　根據國民營養調查發現，孩童的纖維質攝取不足之外，乳製品的食用量也相當缺乏。然而乳品類的營養價值非常高，不僅含有人體無法自行合成的 8 種必須胺基酸，屬於「完全蛋白」，消化利用率極佳外，還富含眾多的維生素、礦物質，像是維生素 B2、維生素 D、鈣、鎂、鋅等，都是過動兒相當需要的營養素，所以我很喜歡利用乳製品搭配一些高纖的食材來替孩子製備食物，以下分享幾道我曾經製作過的營養點心給大家參考。

食譜一：紅豆牛奶湯

食材：全脂鮮奶、紅豆、黑糖適量。

作法：

1. 先將紅豆泡水約 4 個小時。

2. 將紅豆放入鍋中加水熬煮，並加適量黑糖調味製作成「蜜紅豆」（甜度適中不要過甜）。

3. 撈起約 50 公克的蜜紅豆，加入 200c.c. 鮮奶中混拌均勻即可。

營養師教你過動小孩的飲食調理與溝通教養

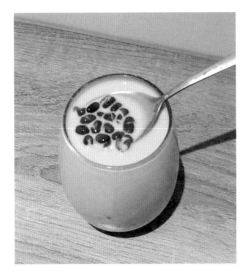

這道甜品冷熱都適宜，夏天喝冰的、冬天將鮮奶加熱變成熱飲，很適合小朋友當點心食用。

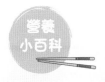

鮮奶：擁有相當優質且豐富的蛋白質，以及鈣質、維生素 B2、維生素 D 等營養素，對孩童的成長發育相當有幫助。

紅豆：是一種蛋白質及纖維質含量很高的全穀類食材，另外，維生素 B 群、鎂、鈣、鋅等微量元素也很豐富。

黑糖：是精緻度較低的糖，保留有較多的維生素礦物質、風味特殊，但是黑糖同時是一種「精製糖」，添加量要留意不要太多。

食材：無糖優格 4 湯匙、小番茄 4 ～ 5 顆、奇異果 2 ／ 3
顆、燕麥片一湯匙、蜂蜜少許。

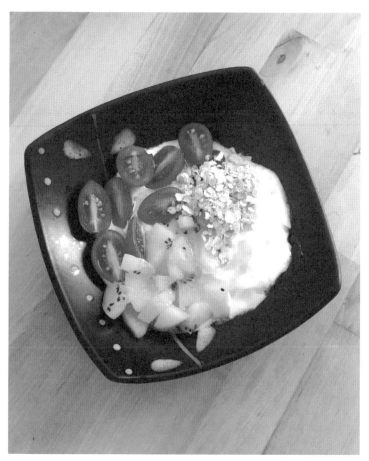

這道點心相當營養美味，不僅小朋友喜歡，我個人也很愛喔！

營養師教你過動小孩的飲食調理與溝通教養

作法：

1. 將小番茄對半切、奇異果切片。

2. 用碗盤裝入無糖優格、再加入水果和燕麥片。

3. 最後淋上少許蜂蜜就完工囉！

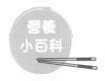

無糖優格：屬於奶類的一種，含有優質蛋白及益生菌，可幫助孩童發育及腸道健康。

小番茄及奇異果：天然的水果，含有豐富的維生素 C、β- 胡蘿蔔素、茄紅素等抗氧化成分，並提供天然的香氣及甜味。

燕麥片：含豐富的水溶性膳食纖維，與優格同時食用可幫助好菌生長。

蜂蜜：擁有多種維生素及礦物質，比起其他精緻糖具有較高的營養價值，但仍必須要控制食用量。

食譜三：香蕉優格吐司

食材：無糖優格 2 湯匙、中型香蕉一條、起司 2 片、全麥
吐司三片。

作法：

1. 香蕉切片待用。

2. 將無糖優格先抹在吐司上，再擺上起司片、香蕉片（一
共三層吐司）。

3. 完成步驟後再將吐司對切成三角形就可以享用了！

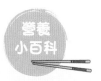

無糖優格和起司：都屬於乳製品，可提供優質蛋白及
豐富鈣質。

全麥吐司：屬於膳食纖維含量豐富的全穀類食材，白
吐司則不含纖維。

香蕉：維生素 B6、鎂含量高、甜味較足，是讓這道
料理大大加分的重要角色，我個人很喜歡用香蕉來搭
配各種點心與飲品。

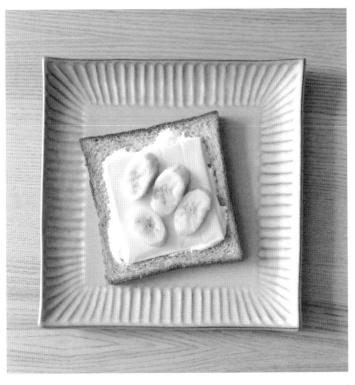

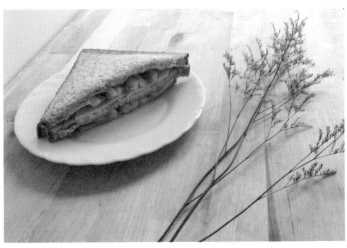

大家有沒有發現我選用的都是健康、很容易取得的食材，做法都很簡單，如果孩子們想吃點心，爸媽們不妨走一趟超市，選購一些營養的食物，自己在家 DIY，更可以和孩子一起動手做，一邊享受美食、一邊享受天倫之樂！

家長們可以從各種食物分類中選出幾樣任意搭配，比如：1. 木瓜牛奶＋堅果，2. 低糖豆漿＋全麥小餐包，3. 低糖雜糧餅乾＋水煮蛋，4. 低糖優酪乳＋烤地瓜等，其實選擇性和變化性都相當豐富，可每天搭配出不同菜單喔。

適合孩童的點心食材和食物列表

食物分類	食材
全穀雜糧類	全麥麵包、全麥吐司、全麥小餐包、雜糧饅頭、玉米、地瓜、南瓜、紅豆湯、綠豆湯、燕麥片、芋頭、薏仁、蓮子、燕麥奶
豆魚蛋肉類	無糖（或低糖）豆漿、豆奶、豆花、雞蛋、毛豆、小魚乾
水果類	各式水果
奶類	鮮奶、保久乳、起司、無糖（或低糖）優酪乳、無糖（或低糖）優格
堅果種子類	開心果、核桃、腰果、南瓜子、花生、芝麻、夏威夷果、杏仁果等
其他	無加糖果乾、蘇打餅乾、御飯糰、低糖雜糧餅乾、菜肉包、水煎包等

4-4 食慾不振時的飲食建議

許多小朋友會因為吃藥而出現食慾不振的副作用，如果情況太過嚴重應該與醫生討論是否調整用藥，爸媽也要幫孩子做身高體重的紀錄，觀察是否有生長遲緩的情形。

在飲食的部分可以利用以下的方法來增加孩子的營養與進食量：

1. 少量多餐：一餐吃得不多沒關係，可以把一整天該食用的食物分量分成多餐次給予，你可以想像成孩子的胃容量很小，只要「增加餐次」，仍可以吃到該有的熱量和營養素。

2. 多食用高營養密度的食材：在食慾不振時，最怕熱量和營養不夠，所以要把握孩子吃得下的時機，給予足夠熱量、高營養價值的食物，並減少零食的攝取，才能幫助孩子順利成長。

提高熱量的方式：善用好油

一公克的「油脂」可以提供 9 大卡熱量，比起蛋白質和碳水化合物一公克只提供 4 大卡要多出一倍以上，因此

我們可以善加利用「好的油脂」，作為填補熱量空缺的原料，例如：各式的堅果種子、酪梨可以運用在製作點心和飲品上面，橄欖油可以適量的淋在湯品、沙拉盤、麵包或吐司上，合宜的運用「優良油脂」是增加熱量的好辦法。

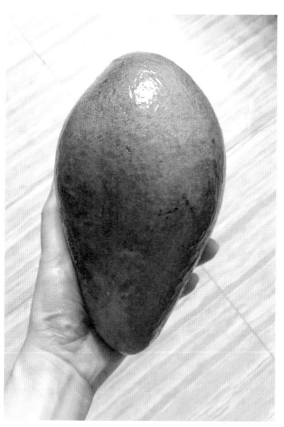

酪梨在食物的分類上屬於油脂類，而且含有豐富的 Omega-9 脂肪酸，是好油的來源之一，不論是用來打果汁或是塗抹在吐司上都很適合。

提高營養密度的方式：多種食材混搭

面對食慾不佳的孩子，可以利用多元化的食材混搭出美味的餐點，不要一次只給予 1 ～ 2 種食物，這樣營養素的來源不夠豐富，較難達到「均衡」的目標。

舉例來說，下午點心如果只給一杯豆漿或牛奶，那麼孩子只能獲得豆漿和牛奶的營養和熱量，實在有點可惜，如果可以加入多種食材一起混食，像是前面分享的「豆漿堅果飲」或是「紅豆牛奶湯」，以及「燕麥優格水果盅」，不僅可以增加營養素的來源，同時可以提高熱量，一舉兩得。不只點心可以這麼做，你甚至可以把握孩子每次進食的機會，趁機補充多元化營養。至於食材的選擇，可以依照孩子的喜好來變化，只要多花一點心思，其實一點都不難喔！

食物多變化：同樣的食物吃久了真的會很膩，這一點相信大家都能理解，如果可以的話，盡量變化出不同的菜色，並且留意食物的色澤與氣味，「增加新鮮感」，以及「色香味俱全」都是刺激孩子進食的方式，不太會做菜的爸媽們可能要辛苦一點了，可以請教他人或是購買食譜回家參考。

增加運動量：晚上和假日可以帶著孩子一起去運動，運動可促進腸胃蠕動、幫助排便並且產生飢餓感，還能刺激多巴胺分泌，運動後給予一份營養美味的餐點，可以幫助孩子的成長發育。

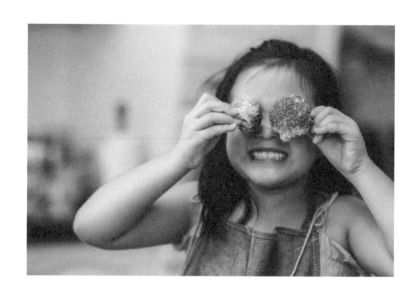

營養師教你過動小孩的飲食調理與溝通教養

5

過動症常見相關
保健食品

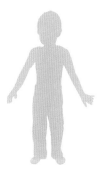

到底要不要讓孩子食用保健食品？我想這是很多父母的疑問。

以一個營養師的觀點來看，當然希望孩子透過天然食物來補充營養，但是，如果孩子挑食的狀況比較嚴重，經常吃些不健康的零食，或是過敏情況反覆發生，我覺得適度給予保健食品的補充是合理的！但是切記，千萬別把保健食品當作仙丹妙藥，保健食品依然屬於「食品」的範疇，凡是食品，都只能做為輔助，無法取代藥物治療疾病，該看的醫生、該做的治療、該調整的飲食內容、該保持的運動習慣，以及該有的行為規範，仍然得繼續，不能因此停止。

以我兒子的例子來說，在他四年級狀況較為不好、過動症合併出現妥瑞症時，除了按時服藥之外，我額外又購買了綜合維生素 B 群、魚油、鎂和維生素 B6 給他食用，五年級後狀況改善了不少，目前除了繼續服藥、搭配大量運動之外，營養品的補充就只剩下益生菌和魚油的基本保養。

大家要有一個觀念：保健食品不是吃越多越好、劑量越高越有效，更不是「聽別人說」什麼好就買回家給孩子食用，應該根據小孩的症狀購買適合的產品，以免傷了荷包，又讓孩子吞進一堆不必要的東西。另外，有其他「特殊疾病」或「慢性疾病」者，食用保健食品更要小心謹慎以免產生副作用，食用前切記要先詢問相關醫療人員，勿隨意購買食用。

5-2　我的孩子需要吃哪些保健食品？

　　根據前面幾個章節的內容，大家應該可以了解到過動兒特別需要留意、加強哪些營養素的攝取，但是並非每一種營養素都必須額外補充，應該根據您家孩子的身體狀況或抽血檢驗報告，針對不足者再來加強即可，以下根據各種營養素分別向大家說明。

魚油

　　相關研究發現，許多過動兒體內 Omega-3 脂肪酸含量較一般孩童來得低，近幾年來「補充 Omega-3 脂肪酸」已經成為輔助改善 ADHD 的一種新選擇。Omega-3 脂肪酸當中最主要的功能性成分有：EPA（Eicosapentaenoic acid）和 DHA（Docosahexaenoic Acid）這兩者。其中的

EPA 具有良好的抗發炎與免疫調節功效，對於提升過動兒的專注力與警覺性有明顯的幫助，DHA 則是大量存在視網膜及腦部細胞中，有助於孩童視力和大腦的發育，並能改善注意力。也有研究發現，Omega-3 脂肪酸可以改變中樞神經系統細胞膜的流動性，藉以改變血清素和多巴胺的神經傳遞，進而改善過動症狀。

在 2011 年耶魯大學發表的一篇回顧統計文獻指出，每天食用高劑量的 EPA（558 毫克）對於改善 ADHD 症狀顯著相關，文中也提到，雖然不建議以 Omega-3 脂肪酸取代傳統藥物來治療過動症，但適度的補充可以作為藥物治療的輔助。

研究指出，每天給予 750 毫克的 EPA ＋ DHA，再搭配藥物合併治療過動症，可以有效改善孩童注意力不集中以及認知行為。

近期，中國醫藥大學附設醫院和英國倫敦大學國王學院最新的一項研究，發表於國際期刊《轉譯精神病學》（*Translational Psychiatry*），結果顯示：體內 Omega-3 脂肪酸濃度較低的孩童，在每日補充 1200 毫克的純「EPA」，經過 12 週後，可大幅改善專注力與警覺性，但是對於體內不缺乏 Omega-3 者沒有效用，甚至會產生反效果，因

此推測高單位 EPA 的補充只對於體內 Omega-3 濃度偏低者，才有較明顯的幫助。

接下來你一定會問，到底要讓孩子補充多少劑量的 EPA 和 DHA 呢？其實由國際間的研究結果得出一個結論：目前為止沒有一個統一的規範可依循！不過許多研究發現：每天食用 > 500 毫克的高劑量 EPA 才具有較明顯的輔助效用，因為 EPA 的抗發炎特性有助於透過免疫調節來改善 ADHD 症狀，所以大家在選購魚油產品時要留意成分配比，建議購買 EPA：DHA 含量接近 2：1 的產品，才能達到較理想的效用。

如果真要我給個建議的話，請先觀察孩子的身體狀況，如果有皮膚乾燥、脫屑、指甲脆弱易斷裂、眼睛乾澀等症狀，代表可能缺乏 Omega-3；或是有皮膚過敏、上呼吸道過敏等發炎體質者，確實可以長期食用魚油保健食品，不過要單靠魚油來改善過動症狀，其實是有困難的，劑量必須吃到很高，所以記得一件事情：魚油只是輔助治療；正確的藥物使用、健康的飲食，再搭配規律的運動與生活作息，才能確實達到抗發炎、改善過敏的目的，否則一邊吞魚油、一邊猛吃垃圾食物或者熬夜不睡覺，真的沒有太大意義。

在藥物、飲食、作息的控制下，同時給予適量魚油補充，這樣的方式我認為是可行的，我建議的劑量為：學齡期兒童及青少年可以給予每天 500 ～ 750 毫克 EPA，再加上 250 ～ 375 毫克 DHA 來作為輔助，不過魚油產品

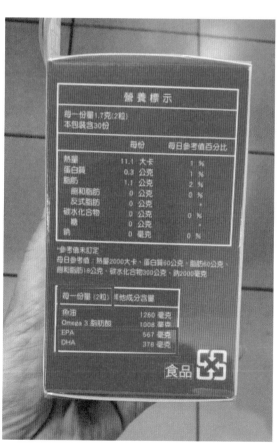

購買魚油保健品時，可從「營養標示」中看出 EPA 和 DHA 的含量，以此產品為例子，每天食用 1 份（2 粒）剛剛好。

大多為 EPA + DHA 的複方組合，因此選購時必須要仔細觀看，挑選 EPA 含量高於 DHA 者。其實我比較傾向從生活中的各個面向來調整孩子的身體狀況，這要比吞下大量營養品好上許多，平時您也可以讓小孩多吃深海魚來獲得 Omega-3 脂肪酸，順便補充高品質的蛋白質！

魚油補充時機：飯後食用吸收效果較佳。（註：若有凝血功能不佳，正在服用抗凝血藥物，或是血液性疾病患者，食用前請諮詢醫生，以避免有出血不止的風險！）

食用魚油的注意事項：

1. 如果您無法判斷孩子是否需要補充魚油產品，可以先諮詢醫療人員。

2. 學齡前的幼兒，若要食用魚油，也請先諮詢醫生的建議。

維生素 D

近年來研究發現許多人有維生素 D 缺乏現象，部分過動兒體內的維生素 D 濃度更是比一般孩童來得低，有研究發現，每天給過動症兒童補充 1000IU 的維生素 D3，為期 6 ～ 12 週後，可以改善注意力不集中，以及過動症狀的表現，建議可至醫院抽血檢查血液中的維生素 D 濃

度，若有不足再補充即可。

維生素 D 屬於脂溶性維生素，食用過量有可能會囤積在體內引發「高血鈣症」，臨床症狀包含：疲乏、肌肉無力、嘔吐、便秘等，嚴重的話可能導致心律不整和血管鈣化。台灣「國人膳食營養素參考攝取量」中維生素 D 的「每日上限攝取量」為 50 微克（＝ 2000IU），雖然目前國外很流行吃高單位維生素 D 來保養身體，甚至有販售高達 5000IU 的維生素 D3 膠囊，不過在沒有醫療人員的監控下，我不建議擅自給小孩食用這麼高的劑量，如果真的想要額外補充，除了多曬太陽之外，每天給予 1000IU 的維生素 D3 就已經足夠了。

補充時機：維生素 D 是脂溶性維生素，飯後補充才能吸收。

註：維生素 D 的單位換算為 1 微克（μg）＝ 40IU

鎂和維生素 B6

鎂離子具有穩定情緒、安定神經之作用，體內缺乏鎂容易產生焦慮緊張、易怒、睡眠障礙、肌肉痙攣和抽搐等問題。

維生素 B6 和多巴胺、血清素的合成有重要關聯性，

若是缺乏則會產生情緒低落、容易煩躁等現象。

　　過動孩童若是缺乏鎂和維生素 B6 會導致不容易專注，以及衝動和攻擊行為，有研究發現，同時給予鎂和維生素 B6 的補充，可改善過動兒的專注力與情緒控制，劑量為：6 毫克鎂／每公斤體重＋ 0.6 毫克維生素 B6 ／每公斤體重。

　　舉例來說：體重 20 公斤的孩童，每天必須補充 20×6 ＝ 120 毫克的鎂，以及 20×0.6 ＝ 1.2 毫克的維生素 B6。

　　有一點要特別提醒大家：鎂補充過量會有腹瀉、噁心、嘔吐等副作用，歐盟食品科學委員會（Scientific Committee on Food，SCF）建議 4 歲以上的族群，由保健食品額外補充的鎂，每天最多不要超過 250 毫克。

　　補充時機：睡前食用可放鬆肌肉、幫助入眠。

鋅

　　鋅是合成腦神經傳導物質不可或缺的重要元素之一，在部分過動兒體內濃度較低。缺乏鋅離子會有生長發育遲緩、缺乏食慾、傷口不易癒合、免疫力不足、皮膚乾燥、容易掉髮等症狀。根據國民健康署的建議，鋅的攝取建議

量並不是太高，其實很容易從飲食中補充而得，平時多吃一些海鮮、堅果、肉類、雞蛋等食物即可，若要從保健食品中額外補充，建議先抽血檢查是否缺乏，再與營養師或醫師討論補充劑量。

鐵

一篇回顧文獻統計發現，過動兒體內血清鐵蛋白濃度較一般孩童低，其中發現同樣是過動兒，缺鐵者的注意力不足、過動、衝動症狀比起沒有缺鐵者來得更嚴重。一項研究發現：低血清鐵蛋白（ < 30 ng ／ mL）的 ADHD 孩童每天補充 80 毫克的「硫酸亞鐵」（含鐵量為 20%），經過 8 個月後可觀察到各項行為的改善。不過，是否真的缺鐵？是否需要食用鐵劑、還是從食物中補充即可？這些問題還是應該透過抽血檢查，再經由醫生來評斷並給予建議，千萬不要自行服用鐵劑，因為補充過量的鐵質會造成腸胃不適以及肝臟受損等風險。

益生菌

人體的腸道中存在非常非常多種類的微生物，有些對於身體健康有益，有些則是有害，當有益菌過少、害菌過多的時候就容易引發疾病。根據相當多的科學研究發現，腸道內的微生物菌相和許多的疾病有著非常大的關聯性。

營養師教你過動小孩的飲食調理與溝通教養

生活習慣不佳、飲食不健康、龐大的生活壓力等因素都可能造成腸道菌相的改變、破壞好壞菌的平衡。因為「腸道菌失衡」而引起的疾病，從過去的感染性病症，漸漸轉變成現代人很常見的「自身免疫及精神疾病」，例如：氣喘或過敏、憂鬱症及焦慮症、阿茲海默症、自閉症、過動症等，這些常見的文明病其實都和腸道微生物組成不平衡有很大的關係。

腸道菌失衡與人體的慢性發炎、免疫失調、情緒控制和睡眠障礙息息相關，許多研究特別分析了 ADHD 孩童腸道中的微生物菌種，發現與非 ADHD 者有些差異。臨床實驗結果發現給予 ADHD 兒童或青少年補充乳酸桿菌（Lactobacillus），特別是「鼠李糖乳桿菌（Lactobacillus rhamnosus GG, LGG）」經過一段時間之後，他們在學校的整體表現、社交，以及生理狀況都獲得改善。懷孕中的婦女或是哺乳期中的婦女連續食用 LGG 菌，可以減少孩童長大至 13 歲時得到 ADHD 的機率。

益生菌的補充可說是相當重要，尤其是過動兒合併患有過敏症狀的機率很高，補充益生菌對於過敏的改善、免疫調節都很有幫助，同時「好菌」可以透過腸腦軸來影響人們的行為思想、情緒控管，對於過動兒的日常生活表現有諸多的好處。如果孩子不喜歡喝優酪乳、吃優格，家長

們可以購買市售益生菌產品給孩子食用，並且要挑選有特殊包埋技術，或是可耐酸耐鹼的菌種，才能順利抵達腸道、真正發揮作用。不管是優格或優酪乳裡所添加的益生菌，絕大多數都含有「乳酸桿菌屬」之菌株，平常多多食用就可達到補充好菌的效果，當然您也可以特別挑選具有「鼠李糖乳桿菌；LGG 菌」的益生菌粉包給孩子吃。

※ 參考資料及來源

1. Omega-3 Fatty Acid Supplementation for the Treatment of Children with Attention-Deficit/Hyperactivity Disorder Symptomatology: Systematic Review and Meta-Analysis.

2. High-doseeicosapentaenoic acid (EPA) improves attention and vigilance in children and adolescents with attention deficit hyperactivity disorder (ADHD) and low endogenous EPA levels.

3. Personalised medicine in child and Adolescent Psychiatry: Focus onomega-3 polyunsaturated fatty acids and ADHD.

4. The effects of vitamin D supplementation on ADHD (Attention Deficit Hyperactivity Disorder) in 6–13 year-old students: A randomized, double blind, placebo-controlled study.

5. Improvement of neurobehavioral disorders in children supplemented with magnesium-vitamin B6.

6. Peripheral iron levels in children with attention-defcit hyperactivity disorder: a systematic review and meta-analysis.

7. A delicate balance: iron betabolism and disease of the brain.

8. Current Evidence on the Role of the Gut Microbiome in ADHD Pathophysiology and Therapeutic Implications.

5-3 保健食品該如何挑選？

　　市面上的保健食品琳瑯滿目，到底要選擇哪個牌子才好？哪種才有效果？這是我時常會被家長們問到的問題，在這裡幫大家解惑，提供幾個方向及原則給大家參考。

1. 成分來源明確清楚、安全是第一選項：千萬不要購買來路不明的商品，一定要先認清楚外包裝是否完整、是否有明確標示商品名稱、成分、營養標示、製造日期或保存期限、製造廠商的電話與地址、食用方法與劑量、食用禁忌等，合格生產的保健食品，一定都會有上述標示，如果有任何疑問，即使再便宜也不要購買。

2. 成分單純一點比較好：坊間有許多保健食品都是「複方」組成，往往一個商品添加了許多種令人眼花撩亂的成分，但是真正的「有效成分」劑量卻不足，這樣效果反而會大打折扣。

3. 劑量是否符合需要：購買前要先弄清楚產品的劑量是否不足或超量，舉例來說：魚油產品要觀察 EPA 和 DHA 加起來的總合，孩子一天要補充約 750 毫克左右的 EPA ＋ DHA（且要符合 EPA ＞ DHA），如果買來的產品

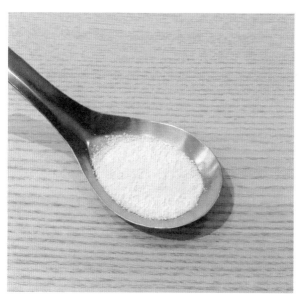

坊間有一些「無添加」的益生菌產品和保健食品，如果您真的很在意添加物，可以仔細尋找一下！

濃度太低可能就達不到效用，濃度太高又會造成身體負擔，而且年齡層不同，需要量也不同。所以任何產品在購買前一定要先弄清楚「有效成分」的劑量是否符合需求，如果看不懂標示或沒有概念，可以先諮詢營養師，切勿隨意購買食用。

4. 確認食用時機：每種保健食品食用的時間不一定相同，有些是飯前、有些是飯後、有些是睡前、有的需要避開某些藥物，這些都要了解清楚。

5. 選擇有檢驗報告者：現在許多廠商都會自行將產品送驗是否有農藥、重金屬、西藥、微生物、黴菌毒素等物質殘留，如果有檢驗報告等於多一份保障，食用起來比較安心。

6. 保健食品不是藥物，不會馬上看見效果：任何的保健食品在劑量足夠的情況下，都需要食用一段時間，讓體內缺乏的營養素提升到一定的濃度才能看見輔助成效，可能是數天到數週，甚至數個月不等，請耐心且按時的食用。

7. 不是吃越多越好：保健食品只是補充膳食的不足，如果有需要加強再食用即可，不是什麼都買、什麼都吃，更

何況商品中也可能有不健康的添加物，應該以健康均衡的飲食為主、保健食品為輔。

以上幾點建議提供給爸媽們參考，希望對大家有些幫助，由於保健食品的相關問題太過廣泛，在此無法一一詳細地說明，對保健食品有興趣的朋友可以購買相關書籍回來研究，或是詢問營養師，當然如果您想要透過臉書粉絲專頁問我也非常歡迎喔！（作者粉專：Ivy 營養師的健康教室）

正向思考，
陪孩子一起成長

我首先想說的是：我從來不會刻意隱瞞孩子是過動兒。當然不是到處向親朋好友、左鄰右舍公開報告，而是我認為有必要的時候就會主動說明。例如每一次分班後，我會利用適當機會私下告知新任導師：「我的孩子有注意力不足的問題，有時候可能會有點小迷糊或是處於狀況外，還請老師多多包涵；但是如果他做錯事情也請馬上告訴我，我會好好處理並加以管教」。也許會有一些家長不認同這樣的作法，怕小孩被貼上標籤，但是在我的心裡，從來不覺得這是什麼重大事件必須要「隱瞞」，即使不說出來也無法改變孩子生病的事實，更何況有經驗的老師一看就知道了，何不敞開心胸坦然面對呢？

再來說說貼標籤這件事情，我有時候不禁會想：為何會有「貼標籤」這種現象？小孩有狀況並非父母樂見，孩子本身更是無辜，為何還要在他們身上貼上所謂的「標籤」？他只是生病了，這就和肥胖是一種疾病、癌症也是一種疾病一樣，只是身體出了些問題，並非作姦犯科，有什麼理由用特殊眼光來看待他們？我反而認為社會大眾應該要以更開放的心態來接納過動兒，讓他們也能擁有與一

般孩子相同的日常生活與學習機會！在我周遭，遇過許多過動孩童、聽過許多爸媽的「分享」，我自己的感想是：有時候傷害孩子的並非疾病本身，而是某些人的「異樣眼光」或是「排擠行為」；但無奈的是，我們無法期待人人都有同理心，所以各位父母們要先穩住自己的思緒，當孩子做錯事情時教導他們勇於面對，並努力改進，當孩子受到委屈時跳出來捍衛他的權益與尊嚴，盡量做到不偏頗也不寬待，懂得什麼時候該收、什麼時候該放，大人們的處事態度孩子們都看在眼裡，也會成為他們仿效的對象喔！

至於我的兒子，他本身的態度相當正面，當我決定要寫這本書籍時，一度擔心會讓他背負太大的壓力，或是被有心人士放大檢視，所以在書寫的過程中我其實相當掙扎，但是兒子一次又一次豪邁地跟我說：「我根本不在乎啊～這又沒什麼！只要你別把我太醜的照片放上去就好。」聽到這裡我大笑三聲，終於放下心中的大石頭，孩子都那麼正向了，身為媽媽的我更應該為他感到驕傲才是！

我一直都把孩子的心理狀態看得比課業成績來得重要，記得在兒子小學二年級的某陣子，我感覺到他過得不太開心，可愛的招牌笑臉都不見了，於是我找了一天向公司請了假、也幫他向學校請了假，我們母子倆就這樣一個

翹班、一個翹課，我帶著他到處吃喝玩樂外加拍照打卡，順便藉此機會與他聊聊心事，他敞開心胸跟我說了許多內心話，我們就這樣玩了一整天也聊了一整天，不久之後他昔日的笑容總算逐漸恢復了。我想，那一天、那一個屬於我們母子倆的快樂時光與他的燦爛笑靨，會永遠儲存在我的大腦硬碟裡不會忘掉。

關於課業方面，我對小孩的成績沒有太高標準的要求，我覺得讀書這件事情除了天分之外，還有孩子對自己的期許與責任心，再加上我沒有太多時間可以教導他，所以我向來只會對他說：媽媽只要求你每天必須按時繳交作業，功課普普通通沒有關係，如果你真的很不喜歡讀書，未來就請你去找一件你有興趣、可以養活自己的事情做，而且要非常努力、非常盡力地去做！

回顧我自己的童年，我從小就是一個死讀書而沒有其他樂趣的孩子，在成長的過程中就是不斷念書，鮮少有其他娛樂或活動，甚至不知道自己真正喜歡什麼、討厭什麼，我人生的前半段其實不太確定什麼叫做快樂，對自己也很沒自信，直到 40 歲過後才找到真正的自我。所以我對孩子們最大的期望就是：健康、快樂、找到自己的人生方向，對於我這個做母親的來說，這樣就足夠了。

營養師教你過動小孩的飲食調理與溝通教養

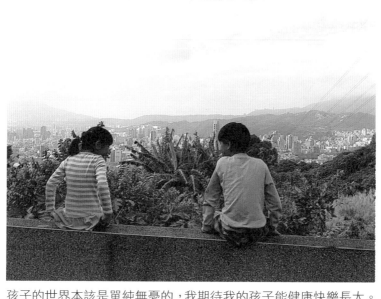
孩子的世界本該是單純無憂的，我期待我的孩子能健康快樂長大。

　　以上是我對兒子的教養態度與方式，但這僅僅是我個
人的做法，如果您有不同的意見或想法也無妨，每個人都
有不同的觀點。但是無論如何，在孩子的成長路上，如果
可以給予多一點的讚美與認同、少一點的責罵與批評，再
加上多一些的陪伴與傾聽，我相信孩子們一定點滴在心
頭，他們絕對感受得到！

接下來我想寫點輕鬆的話題，分享近幾年來我如何協助兒子處理日常生活中的大小障礙，以及行為規範。這是我個人的做法，不一定是最正確的，如果您有更好的辦法，我也非常想知道，麻煩敲敲我的粉專、分享給我！

忘東忘西障礙

這一點實在非常困擾我，日常用品及文具的遺失實在很燒錢又很燒腦。

因此我給孩子一個合理範圍的金額，告訴他：你一個月只有○○費用可以補充那些被你丟失的物品，如果錢花光了媽媽不會再買給你，請你自己想辦法或者忍耐到下個月。為此我還製作了一張文具、日用品表格，請他每週利用一天的時間自行清算鉛筆盒和書包裡的文具用品還剩下多少、有沒有遺失或是用完的，並在表格上記錄下來。這個方式到目前為止我覺得還滿好用的，讓兒子稍微「盯品」了一些，也讓我省了不少費用！

外出時，我會請他列一張需要攜帶的用品清單，並讓他自行準備、裝入包包中，這樣還可以培養孩子的責任感。

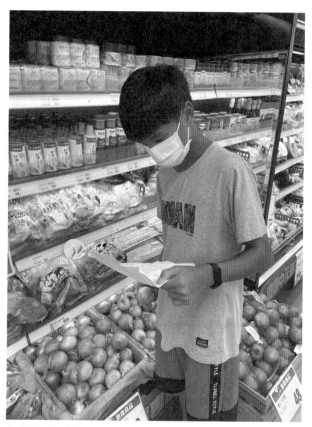

在紙條上列出待買細項，試著讓孩子幫忙採買購物也是一種學習方式。

整理障礙

　　兒子的書包和書桌常常處在一個非常凌亂的狀態，尤其是書包裡一張一張的考卷，以及學校發下來的通知單，往往捲成一團，和垃圾沒兩樣，看到這景象總是讓我非常

傻眼！所以我後來購買了各式各樣的「收納工具」讓他使用，規定所有東西都不能散亂在桌上、書包裡。

文件夾：所有紙張都必須放進文件夾裡，並且分門別類，貼上標籤再放入書包中，防止凹折或是找不到。

雜誌匣：所有書籍、課外讀物都要放入雜誌匣中，不可堆疊在桌上。

小型收納箱：美勞用具像是畫筆、剪刀、膠水可放進多層式的收納箱中。

書法收納袋：書法用具有一個專門的收納袋，要上課時直接提著出門即可。

不透明小盒子：兒子桌上還有一個不透明的小盒子，專門拿來呈裝他所珍藏的寶貝，家人是不能亂動的喔！

善用收納工具可以幫助孩子整理日常用品，還能幫他們整頓散亂的思緒，作業簿、書籍、考試卷、日用品的分類與歸檔，可以交由孩子自行處理。

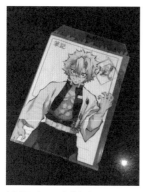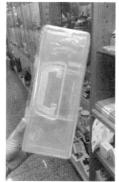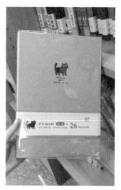

挑選孩子喜歡的收納工具，可幫助他們主動收拾日常用品。

時間管理障礙

　　推、拖、拉是許多過動兒的通病，應該是最容易惹惱父母的一大問題，我家小孩也不例外，尤其在他還沒上安親班之前，時間管理非常差，每天光是完成作業就要花掉非常久的時間，連吃飯、洗澡、上床睡覺，都要大人們不停的催促。直到後來家人實在看不下去，我的父親找來我兒子和「全家人」一起商量出一個辦法。我們全部的人聚在客廳裡列了兩張時間作息表，一張是平日、一張是假日，什麼時間該做什麼事情寫得清清楚楚，若不遵守規範或有推拖拉之嫌疑就得受到懲罰，包含懲處項目都要寫下來，大家同意之後就各自簽名以示負責，並列印兩份，一份貼在兒子的書桌前、另一份貼在客廳的牆壁上，這樣大家都可以看得到，而且效果超好，因為罰則是禁止使

用 3C 產品一週，這個是我兒子的大地雷，他絕對不敢亂踩！孩子在長期的規範之下逐漸適應這樣的生活模式，自然而然知道「什麼時間該做什麼事情」，適度的利用「剝奪娛樂」的方式來規範孩子，應該可以達到一定效果，但切記「分寸」要拿捏得宜，以免傷了親子關係。

3C 成癮障礙

3C 成癮我想是近幾年來許多家長最傷腦筋的問題之一，自從疫情肆虐、開啟了線上課程之後，很多孩子開始接觸到 3C 產品，一坑就停不下來，這個問題同樣發生在我兒子身上，目前我用了三種方式來規範他，與大家分享一下。

1. 切斷網路：和孩子討論好每天使用電腦或 iPad 的時間，時間一到就直接關閉網路，讓他無法討價還價，這個方式對我來說非常管用，因為長久堅持下來，孩子自然知道幾點可以玩、幾點就該關機休息，免去了無謂的爭吵。

2. 約同學出遊：兒子很喜歡和同學相處，假日時為了讓他減少接觸 3C 用品，我經常會帶著他和好同學們一起出去走走、順便接觸大自然。

3. 在家遊戲：在家可以營造歡樂的氣氛讓孩子遠離 3C，比如兒子很喜歡球類運動，我就會想辦法挪出一塊較大的空曠區域，和兒子一起玩投接球的遊戲，依照他的興趣喜好規劃「宅在家」的活動，也是個增進親子關係的好辦法。

情緒管理與人際相處障礙

五年級前兒子有嚴重的情緒管理障礙，四年級時的人際相處狀況最為糟糕，雖然目前改善了很多，但是偶爾還是會發生，以往我對他這樣的狀況很沒轍，常常會受到他的情緒干擾，一起跟著發飆，結果當然是兩敗俱傷收場。現在當他的情緒上來時，我不會和他硬碰硬，而是先讓他發洩一下（若是太過度我還是會制止），只要在不傷及自己與他人，或是破壞物品的前提下，適當抒發一下是好的，千萬不要叫孩子壓抑情緒；相反地，「讓情緒流動」是一件非常重要的事情，不管是大哭一場或是去操場瘋狂跑個幾圈，都可以讓心情獲得大大舒緩。通常他脾氣來得快去得也快，讓他自己獨處一陣子就會好上許多，等他冷靜下來之後，我會先給他一個大擁抱，再告訴他：媽媽知道你很生氣，可不可以告訴我發生什麼事情了呢？這時候孩子通常會劈哩啪啦的敘述自己的委屈，我會試著抓住「關鍵字眼」並加以分析、開導，通常他都會聽進去，這

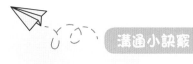

溝通小訣竅

關鍵字眼

誰——是誰惹你生氣不開心？

時間——什麼時候發生的？

地點——在哪裡發生的？

重點事由——對方做了什麼事情或說了哪一句話讓你情緒爆炸？

你的回應——你當下是如何回應對方的呢？（包含說了哪些話、做了什麼舉動）

父母可以怎麼做

給出回饋：先同理孩子的不開心，再給予事件的分析回饋，如果孩子有做錯的地方也要即時糾正。

給出建議：告訴孩子下次遇到相似問題可以怎麼處理比較恰當。

給出讚美與信任：最後告訴孩子「你很棒，媽媽相信下一次你一定可以處理得很好！」或是其他類似的正向話語。

營養師教你過動小孩的飲食調理與溝通教養

一點我覺得自己很幸運，因為我的孩子個性柔軟可溝通，只要跟他「好好說話」，很快就沒事了。孩子會犯錯、會有情緒起伏是很正常的，父母盡量少用責備、羞辱性的口吻來回應孩子，多用正向的態度來面對他們，相信孩子會學著如何去體諒、如何去同理別人。

以上分享是我針對兒子的現況中比較嚴重的幾個問題，擬出的解決與執行方案，提供給大家參考，如果您的孩子也有些狀況讓您感到非常困擾，不妨請教一下其他家長們的作法或是聽聽專家的意見，來替孩子找到適合的改善方式。

6-3　過動兒做什麼都不成器？你大錯特錯了！

許多的過動兒童的確是受限於腦部的發展障礙，造成課業上、學習上，或是行為上的表現不如預期，但這不代表他們什麼都不在行、什麼都做不好，據我所知，很多過動兒在藝術或運動方面的表現是非常傑出的，天才般的美術天分、體育長才時有所聞。

台灣有個相當著名的過動症網路社群平台，其中有個孩子讓我印象深刻，記得沒錯的話，這孩子僅僅是個低年

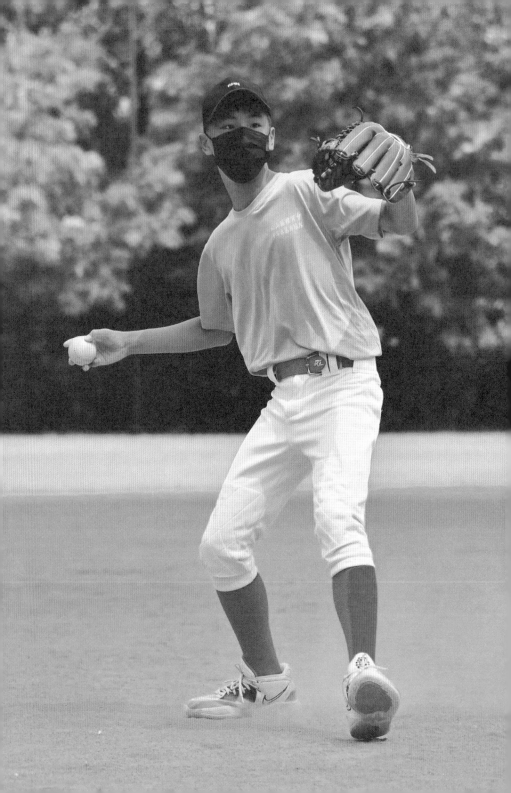

級的小男生，他擁有相當驚人的服裝設計天賦，男孩的母親時常把他的作品po出來讓大家欣賞，舉凡幫全班製作一人一件獨有的披風、幫媽媽設計裙子、幫芭比娃娃設計衣服等，從繪畫製圖、到布料選擇、再到裁剪縫紉，直到完成作品都出自他一人之手，每個過程都讓我看得目瞪口呆、驚訝不已，小小年紀的他只要堅持下去，相信未來肯定是個傑出的服裝設計師。

再舉我兒子的例子，兒子在幼兒園、低年級時學過幾年的桌球，但是一直打得不好，那時候的他不僅肢體不協調，也無法專心，總是無法跟上大家的進度，因此中斷了學習；但是到了五年級之後，他的運動細胞突然間甦醒過來了。當時他遇到一位人生中的大貴人——他的班導師，這位男性班導非常喜歡帶著班上同學去操場打樂樂棒（軟式棒球），只要是沒颱風下雨的日子，就可以在校園的球場上看見他們班的孩子在打球，不管男生、女生都會共同參與，玩得不亦樂乎。

除了在學校的時間之外，假日更是熱絡，每逢放假期間，只要有人在班級群組喊聲：有沒有人要去打球？過沒多久就會有一群人自動往公園報到，而我兒子正是那個永遠不會缺席的人。不知道為什麼，他像是突然開竅一般，運動神經超級發達，不僅守備強、可以精準判斷球的落

點，打擊能力也很好，揮得到球並且打得很遠、跑壘速度又快，算是班級裡榜上有名的強棒之一。暑假期間我應他的要求幫他報名了真正的「棒球夏令營」，本以為他會受不了酷熱的天氣以及長時間的訓練而打退堂鼓，沒想到他不但沒有退縮，還非常開心，每天我去接他下課的時候，總是看見他的球衣、球褲比別人髒，忍不住叨唸了一下，他告訴我：因為我都很認真的在盜壘、撲壘、滑壘啊！甚至有一天我問他：天氣這麼熱，你受得了嗎？不覺得累嗎？他居然回答我：做自己喜歡的事情怎麼會覺得累？聽到這番話，身為母親的我內心起了不小的漣漪，內心不斷吶喊著：孩子，這樣就對了，你真的好棒，媽媽很開心你能享受於其中！

當然，在國際間也有許多優秀人才是過動症患者，像是相當傑出的世界金牌泳將——菲爾普斯。他受訪時曾說：「我在游泳池裡能夠游得如此之快，一部分的原因是它能使我騷動的心安定下來」、「一旦我集中注意力在某件事情上，再也沒有其他事、其他人能夠阻擋我做這件事，絕對沒有。如果我想要達成某個目標的欲望夠強烈，我就會有一定能達成的感覺。」以上這些都是他的經典名言，而他也確實辦到了，我相信這些話絕對是發自於他內心深處最真切的聲音。

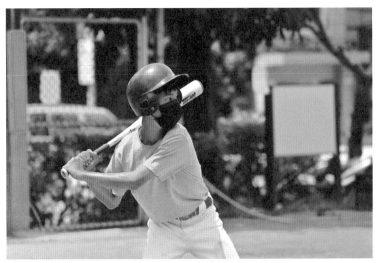

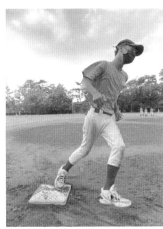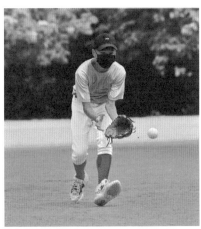

這是兒子打棒球時的身影，是不是很帥氣呢？

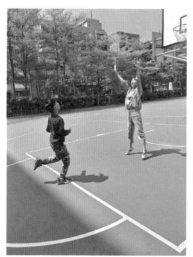

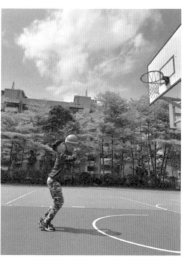

媽媽我也經常
陪著兒子練習

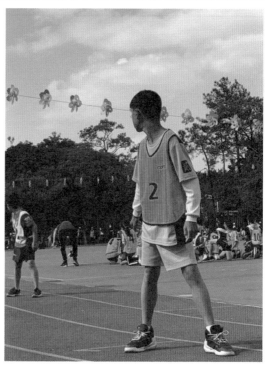

運動神經超好的
兒子，在六年級
時被挑選進入田
徑隊！

還有英國知名大廚──Jamie Oliver，Jamie Oliver 不僅能製作出各式美食佳餚，更是個相當有名的飲食節目主持人，他因為自己從小罹患過動症並且有閱讀困難的問題，所以長大成名後藉由自己的長才來推廣健康飲食理念，致力於改善孩童過動問題。可以結合個人小時候的經歷與長大後的專長去做一件有意義的事情，實在令我感到相當佩服。

美國知名搖滾樂團 Maroon 5 主唱 Adam Levine 也是個過動兒童，小時候的他經常無法安靜坐好、無法專注於課業，但長大之後卻相當有成就，他所屬樂團於 2002 年推出的第一張專輯就大受歡迎，讓他成為相當火紅的知名人物。在音樂工作之餘，他曾錄製了過動症的相關影片《Own It》，甚至不斷地向大眾們提倡應該多加了解過動症，並為《ADDitude》雜誌寫過文章，分享身為過動症患者的心路歷程，他能夠打開心胸侃侃而談自己的病況、一點都不避諱的心態，我覺得非常正向，很值得大家學習。

以上幾個案例的故事是否讓大家多了點信心呢？過動兒絕對不等於沒成就、絕對不等於什麼都做不好，每個孩子一定都有自己的特長，端看父母的教養方式，以及孩子本身的毅力和處事態度。

所以，請幫助孩子找到興趣吧！除了課業之外，建議大家可以協助孩子找出感興趣的事情，或是具有天賦的專長，比如：音樂、美術、舞蹈、運動，甚至是任何天馬行空的事物，只要是正向的、無害的，就放膽讓孩子去嘗試、去挑戰，這個過程會激發他們的多巴胺分泌，過不久後，你就會看到一個快樂、積極、專注力十足的孩子，「上癮」這件事情只要用對地方，其實可以是種助力，說不定將來你的孩子也會成為一位相當成功的專業人士喔！

7

感謝上蒼交付我的
使命：營養師媽媽的
育兒之路

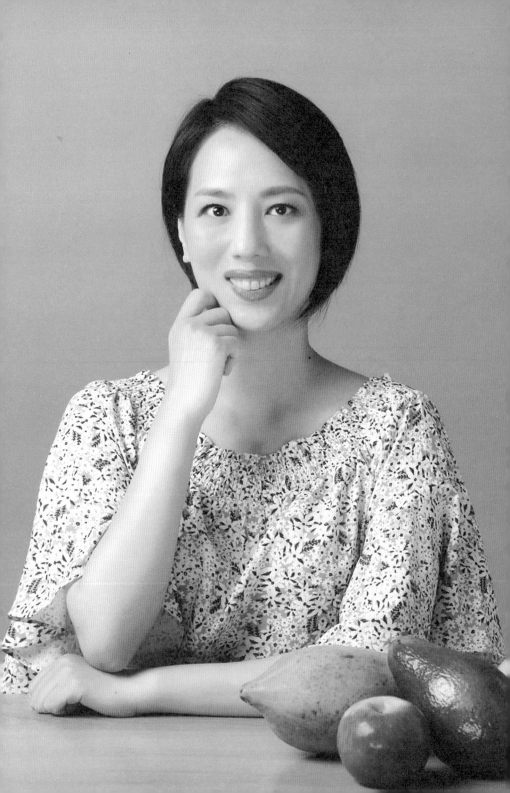

終於來到書籍的最後一章，不知道大家看完之後有什麼感想呢？會不會覺得這個疾病實在是太難懂又太難搞了？好像的確是這樣沒錯吼～！因此在最後這個部分，我想要分別用「營養師」和「媽媽」這兩個全然不同的角色來做個結尾。

營養師的角度談 ADHD

看完整本書，你會不會困惑到底要給小孩吃什麼啊？到底該怎麼煮菜啊？好像這個也不能吃、那個也不能吃、限制東限制西，一定要吃得超級健康才行，實在太讓人頭痛了吧！放輕鬆，其實真的沒有這麼嚴格啦！我只是把「最理想化」的飲食方式寫出來讓大家了解，但是如果你問我，真的有必要「如此嚴謹」的幫孩子把關、完全限制零食的食用嗎？我的回答是：很困難、也不太需要！因為在生活中、在學校裡，孩子們有自己的社交、有自己的小小世界，試想如果大家在幫同學慶生，聚在一起吃蛋糕、喝飲料，自己的小孩卻完全不能碰，是不是非常掃興呢？甚至會讓孩子更難融入團體之中。再者，以目前的飲食文化，幾乎不可能杜絕零食，或是完全不碰食品添加物，這實在是過於嚴苛了。我認為所有的東西只要「適量、適度」，都是可以被接受的，如果能夠保持均衡飲食的原則，偶爾適量的享用一些美食，在我眼裡是很 OK 的，當

然，如果你可以幫孩子選購較為健康的點心小品，那會是更棒的做法喔！

但是如果你的孩子很挑食、又愛吃垃圾食物，那就大大不可了，父母可能要花上一段時間來矯正孩子的飲食習慣，先逐漸減少垃圾食物的攝取，慢慢用健康食材來取代，這會是長時期的作戰，爸媽們得辛苦些！其實飲食的控制可以使用「加、減法」來處理，如果今天早上和中午吃了較多不健康的食物，下午過後就得「減去」甚至禁止食用零食，並且「增加」蔬果、優質蛋白、好油的攝取量，讓整天的飲食及營養狀態起碼可以獲得一定的水平。以營養師的角度來看，我認為「有心要改變」就是成功的一半了，畢竟要改善孩子挑食的問題、減少零食的食用，是一項極大的挑戰，必須以循序漸進的方式，慢慢導引孩子多吃健康的食物、減少接觸垃圾食品，「改變」需要時間，千萬不要操之過急，以免帶給自己和孩子過度的壓力。

❀ 80／20 飲食法則

至於孩子的飲食狀態到底該如何拿捏呢？我認為小孩如果可以做到 80／20 飲食法則就非常厲害了！什麼是 80／20 飲食法則？其實就是飲食內容的 80% 來自於

健康食材，20% 可以允許孩子擁有一些小確幸——吃些他們喜愛的零食與點心，用來滿足他們的口腹之欲以及社交活動。我認為的「健康」，是「生理與心理」同時都達到理想狀態，才能算是真正健康。偶爾的小小放縱、對身體不造成影響的情況下，我認為是非常合理的。但如果你家小孩真的很挑食，經過飲食調整後能夠達到 70 ／ 30 的比例，我也會蓋章通過喔！

媽媽的角度談 ADHD

照顧過動兒是一件困難的事情，不論在學習上、生活自理上、情緒掌控上，他們都需要更多的協助，在孩子成長的過程中，身為父母的我們必須跟著一同成長。在這本書裡我一直強調我是個很幸運的媽媽，雖然孩子患有過動症，但是截至目前為止他並沒有讓我困擾太久，最為煎熬的時間大約只有 5 年左右，不過那些年裡他不僅狀況百出，還合併了嚴重的妥瑞症，記得他不只一次跟我說：媽媽，你為什麼要把我生成這樣？媽媽，趕快給我吃 B6，我的妥瑞症又發作了。現在回想起昔日的景象還是會難過掉淚、崩潰大哭，就連現在，我也是邊哭邊敲著鍵盤寫的……各種回憶片段猶如恐怖電影情節般，朝著我席捲而來……

趕緊收拾起眼淚分享一下孩子的現況，兒子目前是小學六年級，在飲食方面並沒有太嚴重的挑食問題，而且非常愛喝鮮奶，長得很高、身材也很結實，營養素的攝取我判斷是足夠的，只是垃圾食品還是吃得過多了，這點我和許多爸媽一樣還得繼續努力。不過他現在整體狀態比起小時候要好上許多，而且持續在進步當中，所有的用藥自從四年級下學期開始就沒再增加過劑量了。

治療或改善過動症的方式非常多，藥物、運動、飲食調理、統合感覺訓練等等，暫且撇開醫療面不談，現在我想用媽媽而非營養師的身分，叛逆地甩開上述那些有的沒的理論，我認為最有效用的處方籤是──「快樂」，因為「快樂」讓我在孩子身上看見光芒！我看到他因為打球產生快樂、因為有一群志同道合的好朋友產生快樂、沒有太多成績要求的情況下產生快樂，甚至與媽媽聊天也讓他產生快樂，種種製造快樂的方式讓他整個人生大翻轉，不僅課業成績大躍進、連安親班老師都驚嘆連連；情緒不再時常暴衝、懂得尊重師長與家人；令他感到尷尬的妥瑞症也很少再發作了；而讓我覺得最窩心的是他變成了一個大暖男，在學校會主動幫助較為弱勢的同學、在家裡經常跟我撒嬌，還常常對阿嬤說：阿嬤您辛苦了，要早點休息喔！

我想，可能是生活中種下的快樂因子讓他腦部的多巴

胺分泌變正常了，又或者說多巴胺正常分泌讓他變快樂了，anyway，無論如何，他就是蛻變了！自從他開始享受生命的喜悅後，我十分欣喜、不再為他擔憂。

至於我們是如何辦到的？以下幾點提供給大家參考：

良好的家庭氣氛

家裡的氣氛良好與否對孩子的影響是非常深遠的！一個充滿謾罵、整天吵架的家庭無法讓孩子感受到「愛」，甚至會讓他們想要逃離。對待孩子可以嚴格，但別過分嚴苛，傳統的打罵教育尤其不適合用在過動兒身上。孩子必定會有犯錯、惹父母生氣的時候，倘若我們都用很嚴厲的態度來對待孩子，只會讓他們更加沒有自信、與父母疏離。下次若再被小孩搞到情緒快崩潰時，嘗試先離開現場冷靜一下，之後再好好溝通，我們必須要學會「先處理心情、再處理事情」。夫妻之間的相處也很重要，盡量不要在孩子面前吵架，因為大人們生氣起來的臉孔、語氣可能會嚇到小孩，甚至會在他們心底留下創傷。在我兒子比較小的時候，有一段時間我的家庭氣氛很糟糕，我發覺這對孩子心理層面的影響非常大，於是我跑去上了親子溝通以及心靈成長課程，上完課後我慢慢改變了與家人們的相處模式，家裡的氛圍逐漸好轉，所以我想以自身的經驗與大

家分享一句話：你用什麼來澆灌孩子，他就會結出什麼樣的果實；你讓他待在什麼樣的環境成長，他就會長成什麼樣子。

☀ 投其所好、共創美好

快樂是需要營造的，光靠孩子一個人無法辦到，需要家人的共同參與。家長們可以仔細挖掘孩子的興趣與嗜好，並且「投其所好」共同經營良好的親子關係，以我的例子而言：兒子熱愛棒球，剛好我也是個資深棒球迷，所以常常陪著他一起看球賽；贏球時一起開心大叫、輸球時一起難過失望，甚至我還曾經被他抓去充當捕手陪他練習，雖然我完全不會、一顆球都接不到，但是搞笑的過程讓我們感到非常快樂。另外，我常常邀請他的好朋友們，帶著一群人一起出去吃飯、野餐或是運動，因為我知道孩子喜歡和同儕玩在一起，重點不在於「玩什麼」，而是可以「一起玩」！我發現這樣的方式很容易與孩子交心，家長在工作之餘，不妨多多參與孩子的世界！

我家也有過動兒
營養師教你過動小孩的飲食調理與溝通教養

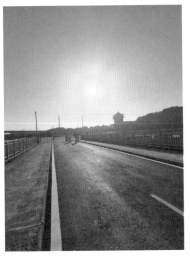

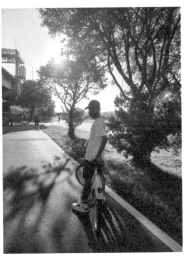

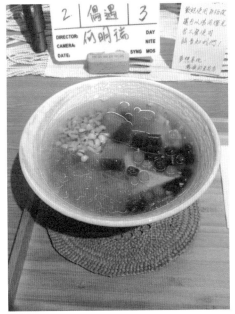

這是我、兒子和他同學們一起去騎腳踏的畫面，結束後我們一起享用了美味的豆花、偷個小確幸。您可以試著與孩子的朋友當朋友，相信很快就能融入小孩的世界。

✳ 讓孩子按照自己的步伐成長

每個孩子都有與生俱來的天賦，有的人很會唸書、有的人是音樂天才、有的人是運動健將，這些老天爺給予的特質是別人學不來也搶不走的，我想，如果可以讓孩子循著自己的軌道學習成長，不與他人比較、不過分要求成績，只要重點式的栽培而不要塞太多學習清單、給予適度但不過度的壓力，相信孩子一定會更加享受自己的生命旅程。

✳ 父母也需要紓壓

照顧過動兒相當累人！我不得不承認在帶孩子的過程中常常讓我心情不好，每當我覺得自己快要「不行了」的時候，我會將孩子送去阿嬤家一陣子，自己跑去逛逛街買買東西、和朋友吃頓飯喝杯咖啡，或者狠狠的睡上一覺，甚至來個一日輕旅行，這些都是讓我紓壓放鬆的方式。父母們必須幫自己的情緒找到出口，先照顧好自己才有餘力來照顧孩子，「紓壓」不僅小孩需要，大人們更加需要，有愉悅的心情才能有美麗快樂的日子，不必要求自己當個100 分的父母，偶爾耍廢放空一下，才有能量持續前行！

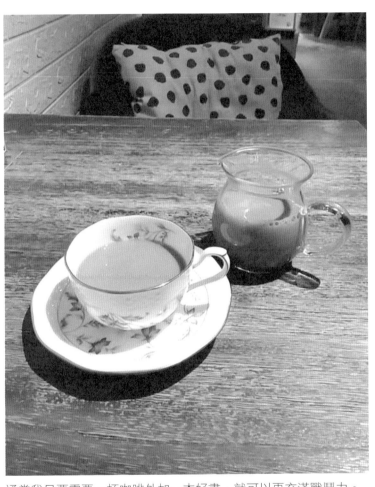

通常我只要需要一杯咖啡外加一本好書，就可以再充滿戰鬥力。

以上是我與兒子經過一段時間的磨合後所悟出的道理，雖然還有許多地方我做得不夠好，還得繼續學習成長，但仍然感謝老天爺賦予我這份使命，讓我同時擁有母親與營養師的雙重角色，除了照料孩子生活起居之外，也能兼顧到他的飲食健康。未來的路途還很長遠，不知道前方還有什麼樣的阻礙與考驗等著我們，但這都是人生必經的課題，我會陪伴在他身旁，作為他的生命導師與健康指導員。

　　我家也有過動兒！我知道培育孩子的過程很辛苦、日子有點難熬，雖然一路上的風雨不斷，不過我想這就是所謂的「甜蜜的負荷」吧！希望藉由這本書來鼓舞大家，再苦，還有很多人陪著你一起走，走著走著，抬頭看看雨水沖刷過後的天空，你瞧，這不就看見彩虹了嗎！

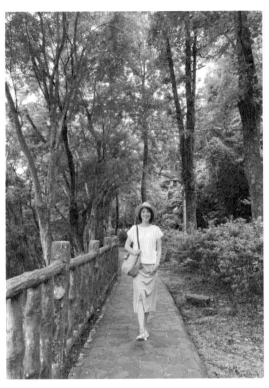

現在的我一邊努力工作、一邊陪
伴孩子長大，偶爾偷個閒出去放
鬆一下，是生活非常重要調劑品，
也是支持我前進的動力。

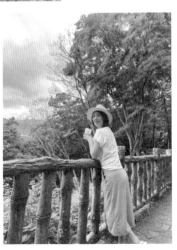

CARE 71

我家也有過動兒
營養師教你過動小孩的飲食調理與溝通教養

作　　者—許育禎 Ivy 營養師
照片提供—許育禎 Ivy 營養師
責任編輯—廖宜家
主　　編—謝翠鈺
企　　劃—陳玟利
美術編輯—張淑貞
封面設計—斐類設計工作室

董 事 長—趙政岷
出 版 者—時報文化出版企業股份有限公司
　　　　　108019 台北市和平西路三段 240 號 7 樓
　　　　　發行專線—(02)2306-6842
　　　　　讀者服務專線— 0800-231-705、(02)2304-7103
　　　　　讀者服務傳真— (02)2304-6858
　　　　　郵撥— 19344724 時報文化出版公司
　　　　　信箱— 10899 台北華江橋郵局第 99 信箱
時報悅讀網— http://www.readingtimes.com.tw
法律顧問—理律法律事務所 陳長文律師、李念祖律師
印　　刷—文聯印刷有限公司
初版一刷— 2023 年 1 月 6 日
定　　價—新台幣 380 元
缺頁或破損的書，請寄回更換

我家也有過動兒：營養師教你過動小孩的飲食調
理與溝通教養 / 許育禎 (Ivy 營養師) 作. -- 初版. --
臺北市：時報文化出版企業股份有限公司, 2023.01
　面；　公分. -- (Care ; 71)
　ISBN 978-626-353-189-5 (平裝)

1.CST: 注意力缺失 2.CST: 過動症 3.CST: 過動兒
4.CST: 親職教育

415.9894　　　　　　　　　　　111018737

ISBN 978-626-353-189-5
Printed in Taiwan